Hot Stones

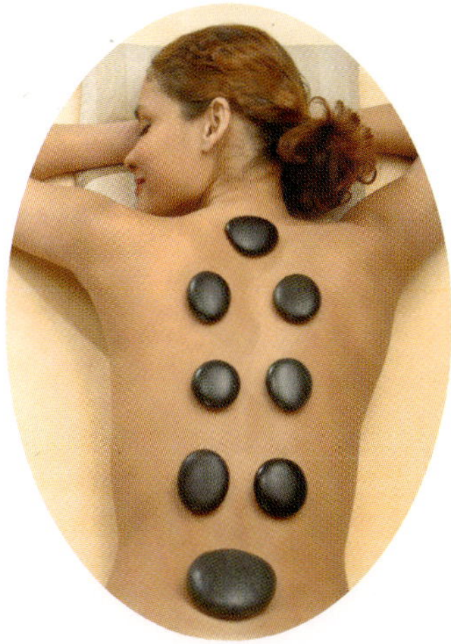

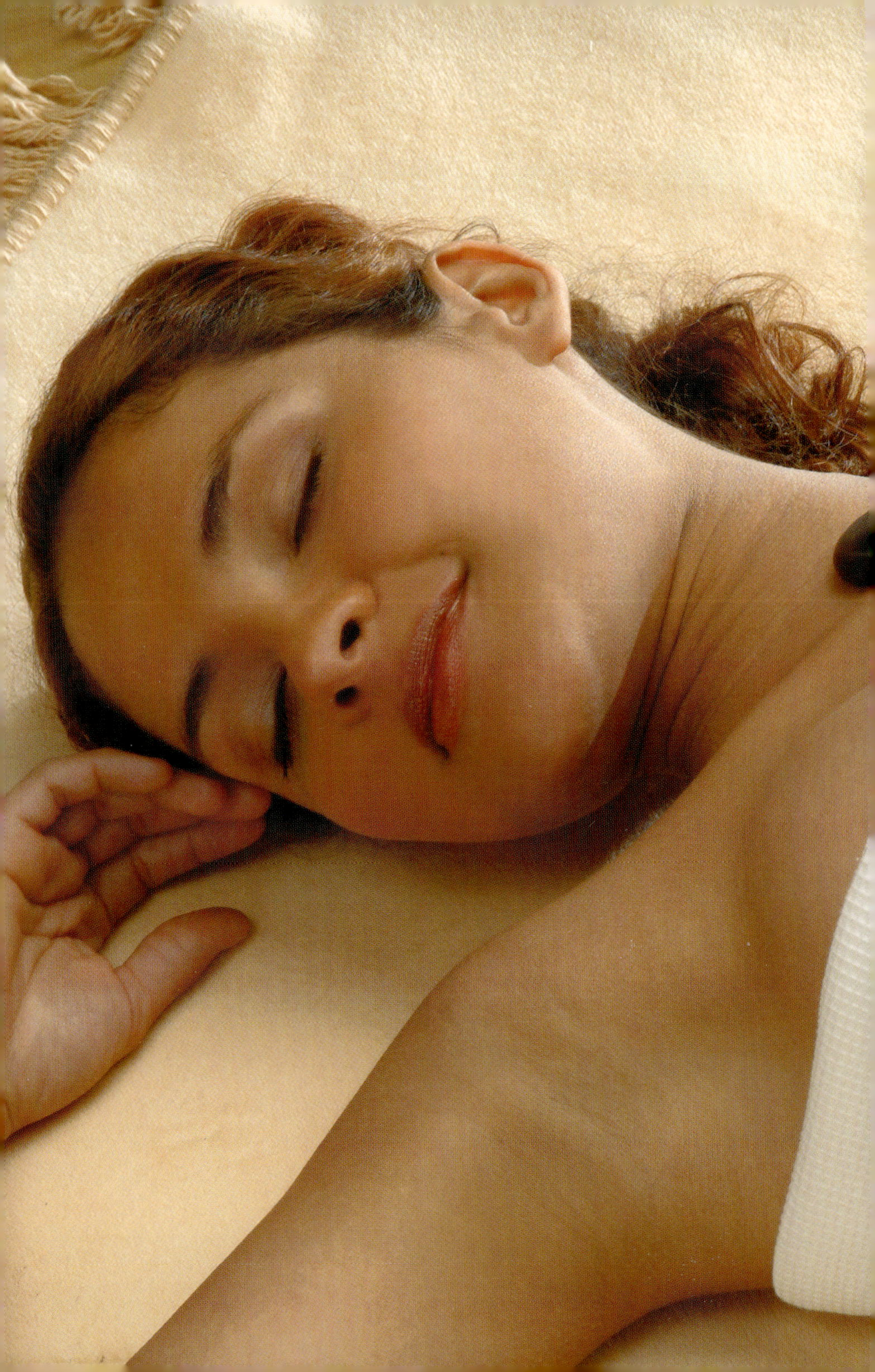

Dagmar Fleck
Liane Jochum

Hot Stones

Massagen mit heißen Steinen

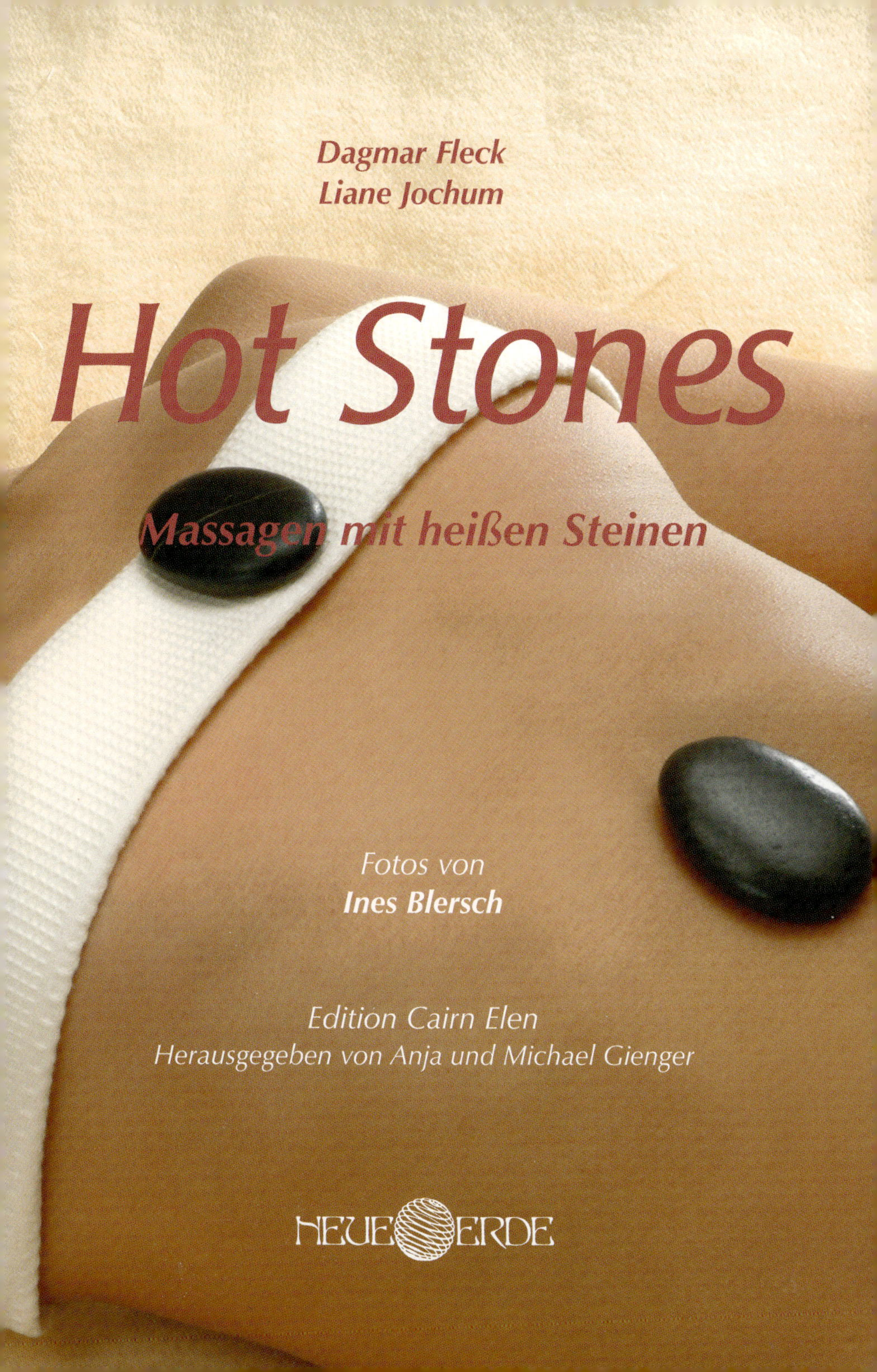

Fotos von
Ines Blersch

Edition Cairn Elen
Herausgegeben von Anja und Michael Gienger

NEUE ERDE

Inhalt

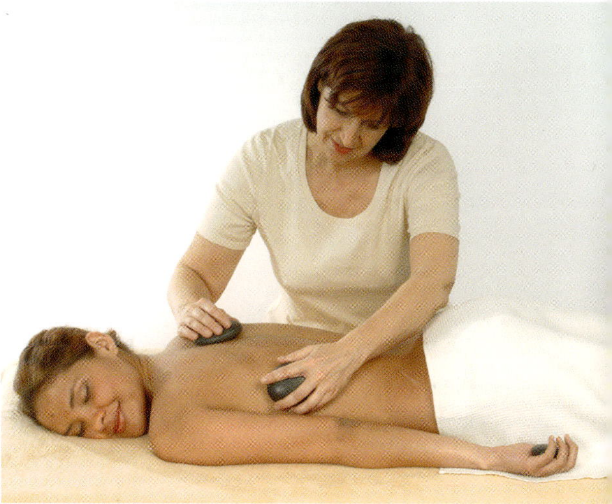

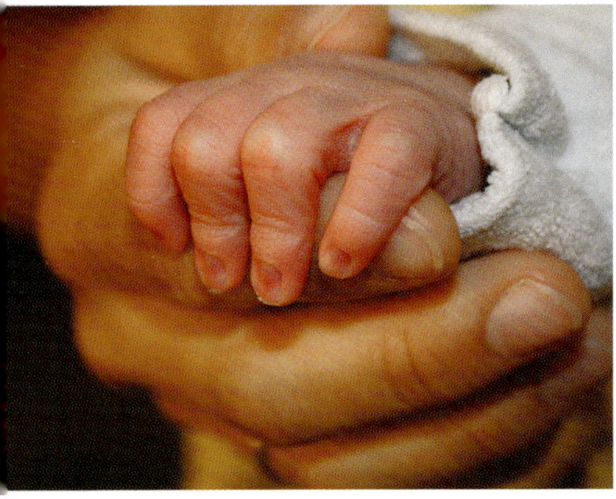

Du kannst zwar anfangen, Massage zu lernen, aber du wirst niemals fertig werden. Die Erfahrungen vertiefen sich ständig und werden immer intensiver. Massage ist eine der feinsten Künste, sie ist nicht nur eine Frage des technischen Könnens. Sie ist eine Frage der Liebe.

Osho

Vorwort

Berührung ist eine der kraftvollsten Heilweisen. Das hängt einerseits mit der Wirkung des Energieaustauschs zusammen und andererseits, vermutlich noch wichtiger, mit der Tatsache, daß durch Berührung eine Art Brücke zwischen Lebewesen entsteht.

Wir leben heute in einer Gesellschaft, die durch den Begriff der Individualisierung gekennzeichnet ist. Individualisierung meint den Prozeß, in dem sich traditionelle familiäre und soziale Lebensbereiche so weit aufgelöst haben, daß die Menschen stärker auf sich gestellt sind. In einer Welt der Isolierung und des Getrenntseins ist Berührung eine wunderbare Möglichkeit, um Verbindung herzustellen. Berührung durch einen Mitmenschen kann zu körperlichen, emotionalen und mentalen Veränderungen im Menschen führen. Die Wirkung eines Körpers auf den anderen ist so enorm, daß sie lange Zeit verleugnet, ritualisiert und unterdrückt werden mußte.

In verschiedenen Kulturen gibt es die unterschiedlichsten Bräuche, sich zu berühren. Bei den Briten und Franzosen sind rituelle Berührungen wie Händeschütteln, der schnelle flüchtige Kuß oder Beinahe-Kuß auf die Wangen weit verbreitet. Japaner vermeiden Berührungen in der Öffentlichkeit und ersetzen sie durch förmliche Verbeugungen. Menschen aus Skandinavien und Nordasien begrenzen Berührung streng auf die eigene Familiengruppe. In vielen Kunstwerken sind Menschen abgebildet, die sich berühren und umarmen. Dies deutet darauf hin, daß Berührung ein archetypisches Bedürfnis ist. Kinder wie auch Erwachsene leiden, wenn es an Berührung fehlt. Außer Menschen mit schweren psychischen

Störungen, reagiert jeder unter den richtigen Bedingungen - auch in der Öffentlichkeit - positiv auf Berührung. Außer dem kulturbedingten Widerwillen gegen Berührung und Berührtwerden, gibt es den Widerstand, der sich aus schlechten Erfahrungen erklärt. Solange ein Mensch keine inneren Widerstände gegen eine Berührung hat, sind die Wirkungen stets wohltuend. Selbst bei oberflächlicher, leichter Berührung können die Reaktionen durchaus deutlich ausfallen.

Dennoch scheint das Thema Berührung auch heute noch ein Tabu-Thema zu sein. Für viele Menschen aus den Bereichen Therapie, Kosmetik, Wellness und Massage stellt sich die Frage nach Peinlichkeit und Schamgefühl bei der Berührung im therapeutischen Umfeld nicht mehr. Es ist ein Thema, das integriert wurde. Doch gibt es auch viele Menschen, für die dieses Thema unangenehm ist. Deutlich wurde mir dies, als ich mit Hilfe von »Thesaurus« nach Synonymen für den Begriff »berühren« suchte. Die dort vorgeschlagenen Wörter umfassen eine große Bandbreite, die von »erröten, erblassen« bis »berauschen« und »begeistern« reicht. Begeistern war das einzige Synonym, das mir auf Anhieb verwendbar erschien. Dieses Programm, das weltweit verwendet wird, verdeutlicht, welche vordergründigen Assoziationen mit dem Begriff »berühren« verbunden werden. Es zeigt, daß in der Vorstellung vieler Menschen Gefühle von Peinlichkeit und Unangenehmsein damit einhergehen. Wie stark jedoch der Wunsch nach Berührung in jedem einzelnen steckt, zeigt sich in den letzten Jahren durch das enorm zunehmende Interesse an ganzheitlichen Massagemethoden und dem Wiedereinzug des Themas »berühren und berührt werden« im familiären und partnerschaftlichen Bereich.

Mit der Veröffentlichung dieses Buches soll auch dazu beigetragen werden, Berührung als etwas Wundervolles und Heilsames wahrzunehmen, als etwas, das »begeistert«.

Das vorliegende Buch widmet sich der Hot Stone Massage, die sich immer mehr in den Bereichen der Massage, Kosmetik und Wellness verbreitet. Ich empfehle es Ihrer Aufmerksamkeit wegen der besonders lebendigen Darstellung, die Sie in die Lage versetzt, kreativ mit den vorliegenden Handlungsanweisungen umzugehen und selbst nachzuempfinden, was Berührung bewirkt und wie sie heilend eingesetzt werden kann.

Eine heilsame Berührung, erfüllt von Liebe und Mitgefühl, eröffnet einen Zugang zu erhöhter Bewußtheit und wird so zu einer Quelle der Freude für den Berührenden und den Berührten.

Tübingen, im Januar 2006
Eva Maria Lohner

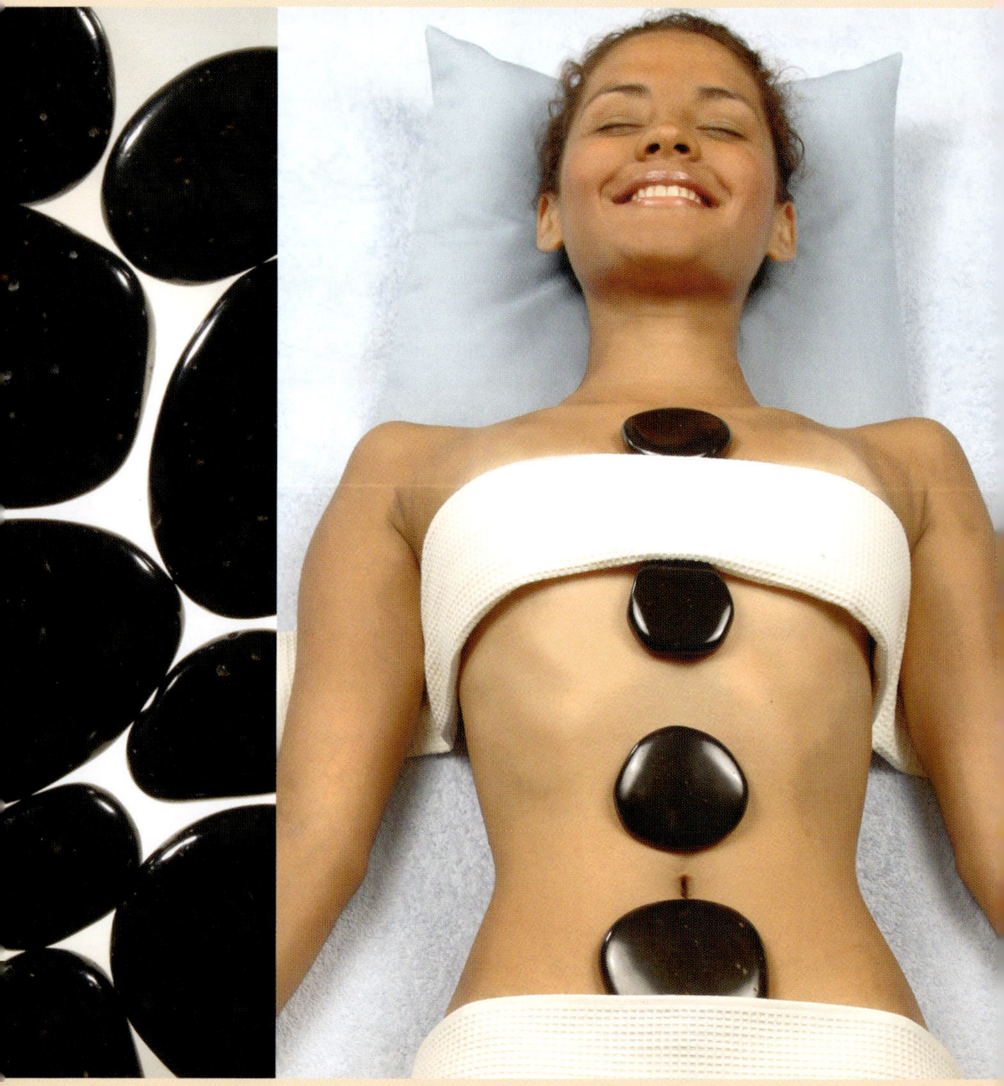

Grundlagen

Die Pflicht läßt uns die Dinge gut machen,
aber die Liebe läßt sie uns schön machen.

Philip Brooks

Die Geschichte der Massage

Das Wort Massage finden wir ursprünglich in verschiedenen Sprachkulturen wieder.

So steht zum Beispiel im Griechischen das Wort *massein* und im arabischen Sprachraum das Wort *massa* für *berühren*, im Französischen das Wort *masser* sowie im Spanischen das Wort *amasar* für *kneten*. Im Hebräischen finden wir das Wort *maschiach* für *salben*. Auf den ersten Blick beschreiben alle diese Worte Inhalte einer Massage: Man berührt, man knetet, man salbt, also ölt den zu Behandelnden ein. Schauen wir uns jedoch den tieferen Sinn dieser Bedeutungen an, wird schon hier sofort klar, daß es ganz unterschiedliche Ansätze geben muß. Knetungen sind wichtiger physiologisch begründeter Bestandteil von Massagen. Kneten weckt aber durchaus noch andere Assoziationen, so kann man beispielsweise auch einen Teig kneten. Berühren meint nicht bloßes Anfassen. Berührungen gehen in die Tiefe, gehen unter die Haut, lassen innere Bilder in uns aufsteigen. Die Bedeutung von *salben* beschränkt sich nicht nur auf das Einölen des zu Behandelnden. Salben entspricht vielmehr einer Einweihung, einer Einweihung in die Empfindungen unseres Körpers und unserer Seele.

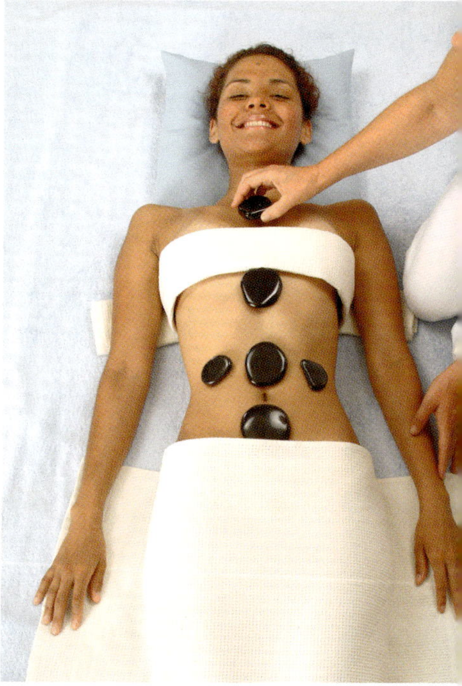

Massagen waren im Laufe der Geschichte Bestandteil vieler Kulturen. Wo sie allerdings zum ersten Mal auftauchten, darüber sind sich die Geschichtsforscher nicht einig. Erste ausführliche Beschreibungen von Massagehandgriffen finden wir um 2700 v. Chr. in der chinesischen Kultur. Hippokrates (460 - ca. 370 v. Chr.), griechischer Arzt und Begründer der wissenschaftlichen Medizin, dessen Schwurformel heute noch in abgewandelter Form für Ärzte gültig ist (Hippokratischer Eid), brachte die Massage von seinen Reisen durch Kleinasien nach Europa. Der in Rom arbeitende griechische Philosoph und Arzt Galen (ca. 129 - 199 n. Chr.) war neben Hippokrates der bedeutendste Arzt der Antike. Die Lehre des Hippokrates, die besagt, daß Krankheiten durch ein Ungleichgewicht der Körpersäfte entstehen, erfuhr durch Galen eine Renaissance im 2. Jahrhundert n. Chr. Galens ausführliche Studien der menschlichen Anatomie und die daraus resultierenden Kenntnisse über die Aufgaben der Körperteile eines Menschen bestimmen die Heilkunst und die Anwendung von heilsamen Massagen noch weit ins Mittelalter. Die wohl bekannteste Anwendung aus dieser Zeit ist die Schröpfmassage. Im 9. Jahrhundert wurden seine Schriften ins Arabische übersetzt, wodurch die Massage in diesem Kulturkreis ihre Hochzeit erfuhr.

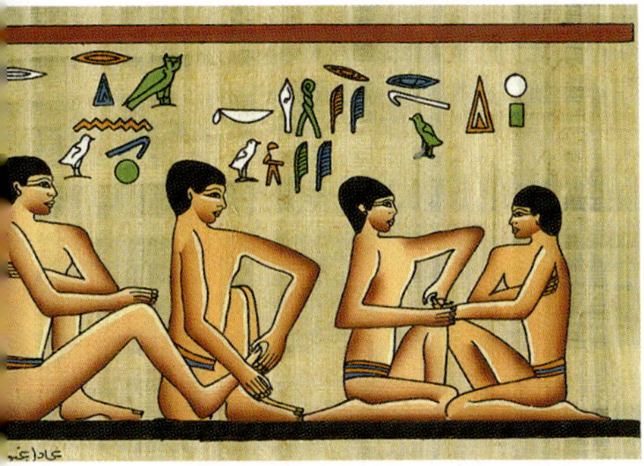

Massagedarstellung aus Ägypten

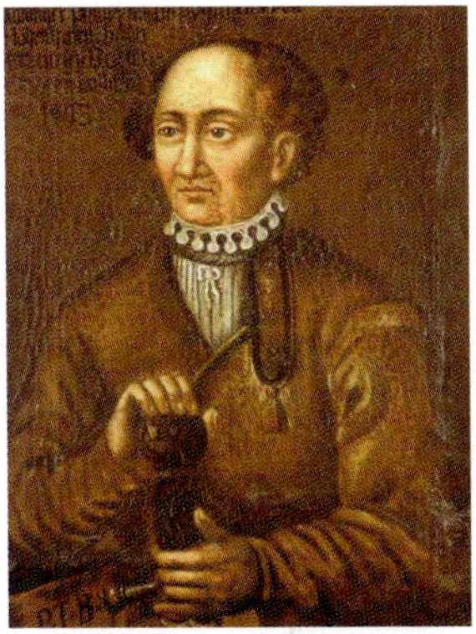

Paracelsus von Hohenheim

Aureolus Philippus Theophrastus Bombastus von Hohenheim (1493 - 1541), der wegen zahlreicher Dispute mit anderen Ärzten seiner Zeit unter dem Pseudonym *Paracelsus* viele Schriften veröffentlichte, ist noch heute Namensgeber naturheilkundlicher Institute. Paracelsus setzte neben pflanzlichen und mineralogischen Präparaten auch gymnastische Übungen und Massagen erfolgreich zur Heilung seiner Patienten ein. Seine ganzheitliche Sicht des Menschen führte die Medizin des Mittelalters in die Neuzeit hinein. Paracelsus schreibt, ein wirklicher Arzt und Philosoph müsse »das Äußere ins Innere kehren können«, und daß »die sterbliche Hülle des Menschen nicht der eigentliche Mensch ist, sondern nur das Gewand des inneren Menschen«. Sein Gedankengut beeinflußte maßgeblich viele nachfolgende naturphilosophische Ärzte und wirkte sich entscheidend auf die theosophische und anthroposophische Lehre aus.

Im 17. und 18. Jahrhundert erlebte die Massage in Frankreich ihre Blütezeit. Aus dieser Zeit stammt der Begriff Massage sowie die heute noch gültigen Bezeichnungen der klassischen Massagegriffe. Effleurage (Streichung), Petrissage (Knetung), Friktion (Reibung), Tapotement (Klopfen) und Vibration (Erschüttern, Zittern) sind die aus einer Vielzahl ursprünglicher Varianten übriggeblieben fünf Handgriffe der klassischen Massage.

Neben den Ursprüngen aus dem asiatischen Raum finden wir auch bei den Ureinwohnern Nord- und Südamerikas erstaunliche Kenntnisse und Fähigkeiten in Massagetechniken. Von den Cherokee-Indianern weiß man, daß sie eine Art Tiefenmassage kennen, bei der nur der Zeigefinger benutzt wird. Dieser wird fest auf die zu behandelnde Stelle gedrückt, in Vibration versetzt und bewirkt erstaunliche Heilerfolge. Auch Ganzkörpermassagen waren Teil ihres medizinischen Repertoires. Sie dienten jedoch nicht nur der rein physischen Entspannung, sondern waren vielmehr Teil einer ganzheitlichen Gesundheitspflege. Rückkehrende »Eroberer« brachten diese Kenntnisse mit nach Europa.

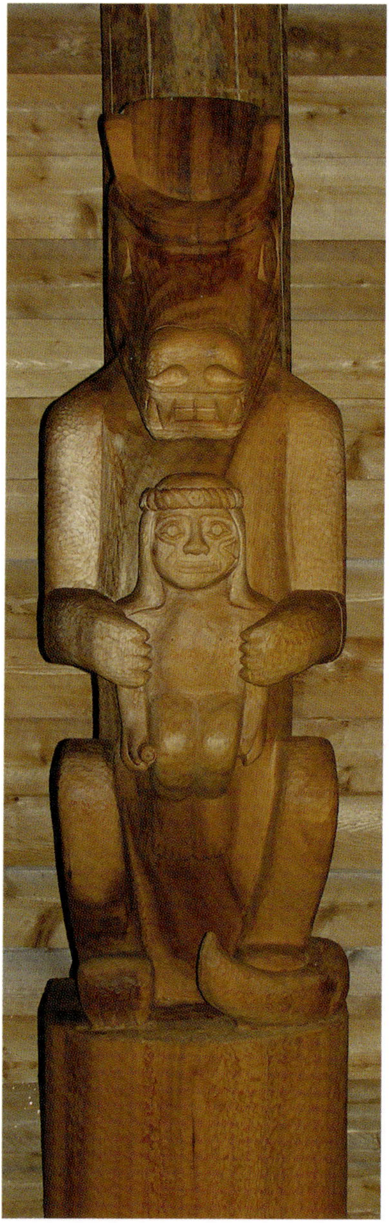

Indianische Medizinskulptur

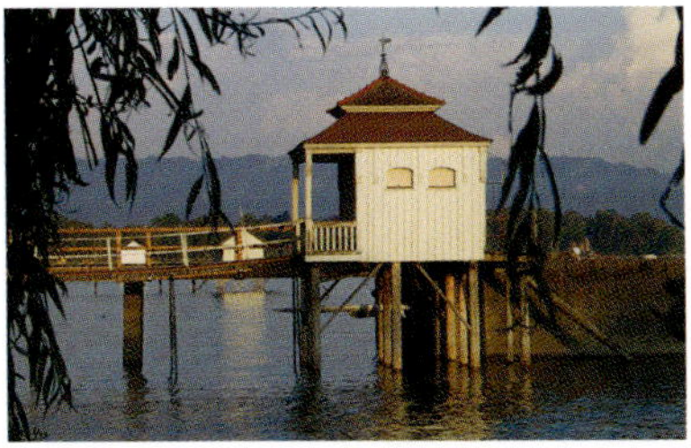

Badehaus

Die in Europa praktizierte mechanische Massage wurde lange auf eine rein physikalische Therapie reduziert. Heute bewegt sie sich jedoch wieder hin zur ursprünglichen ganzheitlichen Betrachtung. Tägliches Baden, gesundheitsfördernde Körperpflege und Hygiene, die beispielsweise auch das Abreiben mit warmen Steinen beinhaltet, gilt bei vielen Naturvölkern als selbstverständlich. Ihnen ist neben der muskelentspannenden Wirkung dieses Verfahrens auch bekannt, daß die Haut ein wichtiges Atmungsorgan ist. Sie gilt es durch regelmäßiges Waschen und Bürsten oder Abreiben von Schweiß und Schmutz zu befreien, damit ihre Atmungsfunktion gewährleistet bleibt. Dagegen unterlag die Körperpflege der Europäer lange Zeit sittlichen und moralischen Schranken und war damit völlig von Angst vor den Inquisitoren besetzt. Kannten die Menschen des frühen Mittelalters noch öffentliche Badestuben, so setzte sich im 17. Jahrhundert der schon lange geführte Kampf der Kirche gegen alles Leibliche in allen Bevölkerungsschichten durch. Die körperlichen Reize galten als Werk des Teufels, der Körper war des Geistes Feind. Jeder »Masseur« hütete sich davor, seinen Patienten wirklich zu berühren. Vielmehr galt es, durch kräftige, fast schmerzende Griffe, keinerlei Verdacht eines Sittenverstoßes aufkommen zu lassen.

Wer zur Quelle will, muß gegen den Strom schwimmen. Chinesisches Sprichwort

Im Europa des 20. und 21. Jahrhunderts entwickelten sich jedoch immer spezifischere Massagemethoden und Massagevarianten, die – wie gesagt – den Menschen wieder als Ganzes wahrnehmen. Dazu zählt auch die sehr interessante Rhythmische Massage nach Dr. Ita Wegmann (1876 - 1943). Die Rhythmische

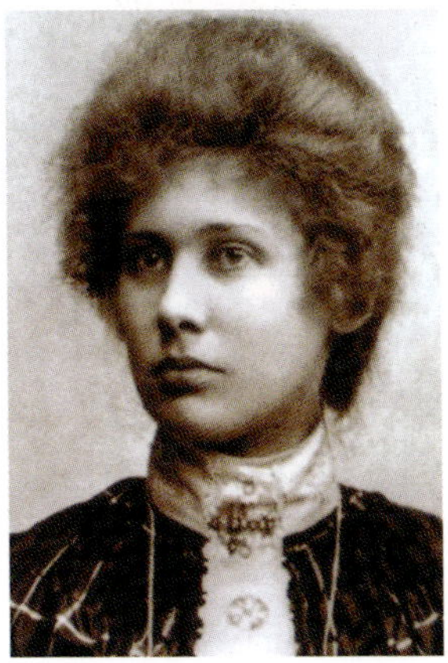

Ita Wegmann

Massage erweitert die Klassische Massage um die Erkenntnisse der anthroposophischen Medizin (griech.: »anthropos« = »Mensch« und »sophia« = »Weisheit«) und ihrer Betrachtung des Menschen.

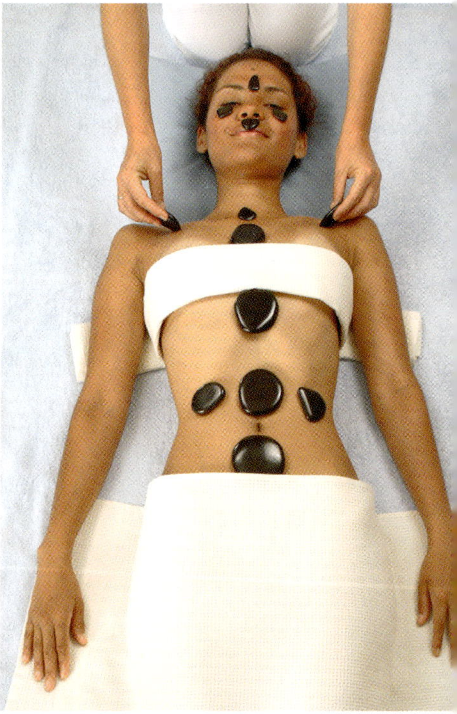

Anthroposophische Medizin bezieht den Menschen als ganzes Wesen in die Behandlung ein. Es geht nicht darum, Symptome zu beseitigen, vielmehr steht die Ergründung von krankmachenden Ursachen im Fordergrund. Soziales Umfeld sowie seelische und geistige Bedürfnisse des Patienten werden berücksichtigt. Der Massagetechnik wurden hierbei verschiedene Elemente hinzugefügt: saugende Griffe beispielsweise von der Tiefe hin zur Peripherie, rhythmische Abfolgen und verschiedene Formen der Lemniskate, dem »Unendlichkeitszeichen«. Ziel der Massage ist hier, Verbindungen zu schaffen, beispielsweise über Körperarbeit auch die Seele des Menschen zu erreichen.

Heute gibt es ein breit gefächertes Angebot an Massagen. Vor allem im Bereich der ganzheitlichen Massage gibt es inzwischen sehr viele bedeutende Varianten. Sich nicht nur auf die körperlichen Zustände zu konzentrieren, sondern den Menschen als Ganzes, als Einheit von Körper, Seele Verstand und Geist zu betrachten, steht auch in unserer Arbeit im Vordergrund. Für uns dient Massage, neben der wohltuenden körperlichen Entspannung, auch dem »In-Fluß«-Bringen der Lebensenergie. Wir möchten Ihnen in diesem Buch eine dieser ganzheitlichen Massagen vorstellen, die sich aufgrund ihrer wohltuenden Wirkung rasant über den Globus verbreitet: die Massage mit heißen Steinen.

Der Ursprung der Hot Stone Massage

Zwei Massageformen mit heißen Steinen sind derzeit weit verbreitet: Die »LaStone Massage« und die »Hot Stone Massage«. Die Wurzeln beider Massagen reichen weit über zweitausend Jahre zurück. Bekannt waren sie sowohl in der chinesischen Medizin als auch bei hawaiianischen und indianischen Schamanen. In Asien belegen Aufzeichnungen, daß eine Therapie mit heißen Steinen schon vor Christi Geburt angewendet wurde. Der Ursprung von Massagen mit heißen Steinen dürfte im alten Nepal, in Tibet und in Westchina verwurzelt sein. Man schrieb den Steinen eine geheime, besondere und unsichtbare Heilkraft zu. Neben den unsichtbaren Heilkräften wurden auch die physikalischen Eigenschaften der Steine, wie beispielsweise die Wärme oder Kältespeicherung, zur Linderung von vielerlei Beschwerden eingesetzt.

Die »LaStone Massage« verbindet klassische Massagetechniken mit dem Heilwissen nordamerikanischer Hopi-Indianer. Wiederbelebt und weiterentwickelt wurde diese Art der Massage in den 90er Jahren durch die Arbeit der Masseurin Mary Nelson, der Begründerin der »LaStone-Therapie«.

In der »LaStone-Therapie« wird mit 54 schwarzen Basaltsteinen und 18 weißen Marmorsteinen gearbeitet. Die Basaltsteine werden im Wasserbad auf 50° Celsius und mehr erhitzt, die Marmorsteine werden auf Eis gekühlt. Schwerpunkt ist die Arbeit mit den erwärmten Steinen. Die kalten Marmorsteine werden als Gegenpol eingesetzt. Warm-Kalt-Reize erzeugen Spannungsverhältnisse im Körper, worauf dieser versucht, die Gegensätze auszugleichen. Ähnlich wie bei den Anwendungen nach Sebastian Kneipp, wird dadurch der Stoffwechsel angeregt und die Gefäße werden trainiert. Die »LaStone-Therapie« ist ein geschützter Begriff und darf nur von autorisierten Personen angeboten werden.

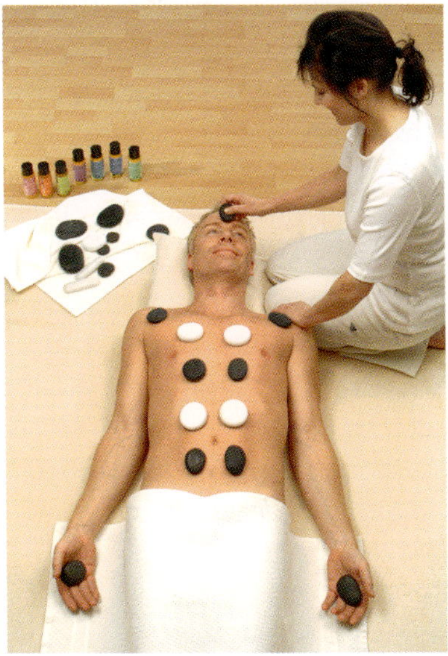

Die LaStone-Therapie

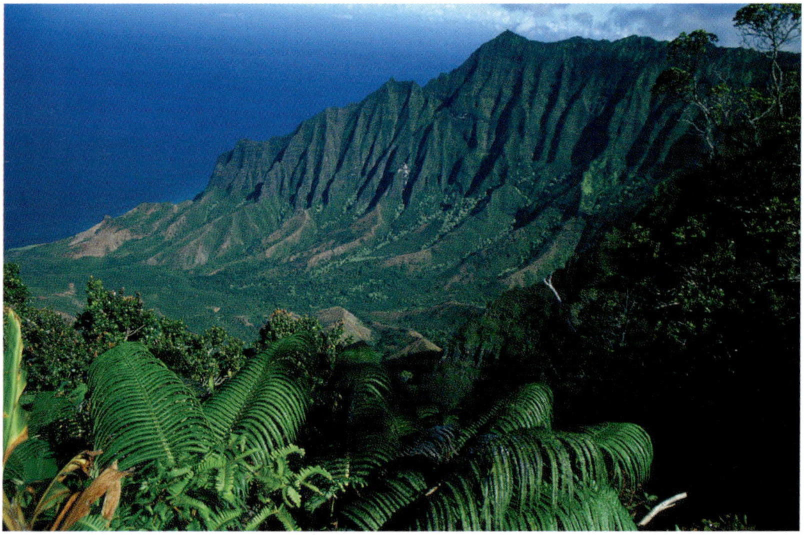

Hawaii

Die Anwendung der »Hot Stone Massage«, die ihren Ursprung auf Hawaii hat, ist hingegen nicht geschützt. Sie steht jedem offen und erlaubt dem Masseur eine freiere Form des Arbeitens mit erwärmten Steinen. Die Hot Stone Massage heißt auf hawaiianisch **Pohaku** (Fels/Stein) **Wai** (Wasser) **Ola** (Leben, Gesundheit, gesund sein).

Von alters her haben die Hawaiianer diese Art der Steintherapie im Bereich des körperlichen und seelischen Heilens eingesetzt. Die Inselbewohner entwikkelten eine sehr effektive Massage, bei der die glatten vulkanischen Steine als Werkzeug dienen. Die Massage mit erhitzten Steinen lockert Muskeln und deren Verspannungen, sie fördert auf angenehme Weise die Durchblutung und den Wärme-Umsatz des Körpers und beruhigt die Seele. Diese Erkenntnisse beruhen auf uralten Erfahrungen. Sie finden sich deshalb auch in der natürlichen Behandlungskunst vieler Naturvölker. Die Wohlfühl-Massage mit heißen Steinen ist bei Therapeuten und Klienten gleichermaßen beliebt, da sie den Behandlern die Arbeit erleichtert und der Behandelte vom ersten Augenblick an die von den Steinen ausgehende entspannende, streßabbauende und vitalisierende Wirkung spüren kann.

In der Hot Stone Massage werden bewußt vorwiegend sanfte, verträgliche Reize eingesetzt. Daher kommen in der Regel auch keine kalten Steine zum Einsatz, da sehr starke Gegensätze vermieden werden. In seinem Buch »Aurum Manus« formuliert der bekannte Masseur Ricky Welch sehr schön das »Reizgesetz« in der Massage:

Das Reizgesetz
Schwache Reize regen an. ☺
Stärkere Reize fördern die Lebenskraft. ☯
Starke Reize hemmen. ☹
Stärkste Reize schaden. ☠
☝ Merke: **Geiz mit Reiz!**

Dieses »Reizgesetz« gilt natürlich auch für den Umgang mit heißen Steinen! Wir möchten Ihnen daher ans Herz legen, behutsam und einfühlsam vorzugehen, wenn Sie die beschriebenen Massagen durchführen. Manchmal ist weniger »mehr«!

Die Hot Stone Massage ist heute in den Bereichen Kosmetik, Wellness und Massage ein Trend geworden. Das begründet sich in den Einsatzgebieten, an deren erster Stelle der hohe Wert der Entspannung und die Steigerung des allgemeinen Wohlbefindens zu nennen ist.

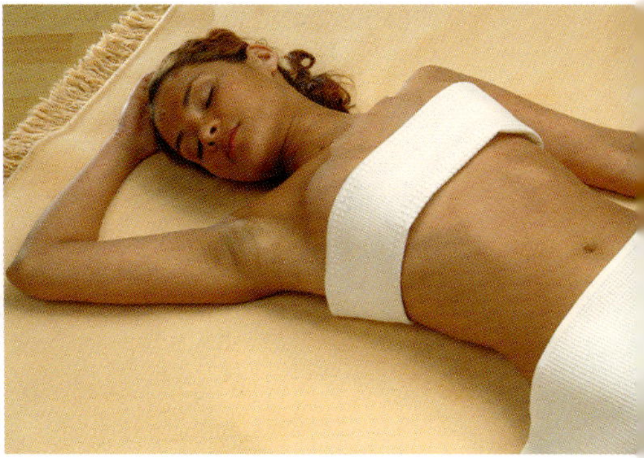

Anwendungsbereiche und Wirkung der Hot Stone Massage

Die Hot Stone Massage besitzt ein breites Anwendungsspektrum mit vielfältigen Wirkungen. Sie beruht auf einer umfassenden Aktivierung der Körpervorgänge, und es gibt fast keinen Aspekt im Organismus, der von ihrer Wirkung ausgeschlossen bleibt. Ihre wichtigsten Einsatzgebiete sind:

- Verbesserung der Durchblutung
- Verstärkung des Lymphflusses
- Verbesserung des Gewebestoffwechsels
- Abtransport von Schlackenstoffen
- Lösen von Muskelverspannungen
- Einsetzbar bei Gelenkproblemen, Rückenschmerzen, Muskelkater
- Beruhigende Wirkung bei Streß

- Linderung von streßbedingten Spannungszuständen und deren Auswirkungen (z. B. Kopfschmerzen, Schlaflosigkeit, Verdauungsprobleme)
- Stärkung des Immunsystems

Diese kurze Liste zeigt die Schwerpunkte der Massage, nicht die Gesamtzahl aller Möglichkeiten. Die Kombination aus der Urkraft der Steine, der Wärmebehandlung und der Massage beruhigt, entspannt und steigert die Stoffwechselprozesse im Gewebe. Davon profitieren besonders jene Gewebe, die an sich einen langsamen Stoffwechsel haben, beispielsweise Sehnen, Bänder und Bindegewebe. Gleichzeitig nehmen die Dehnbarkeit dieser Strukturen und die Beweglichkeit der Gelenke zu. Während der Behandlung kommt es zu einer Erweiterung der Blutgefäße und damit zu einer Verbesserung der Durchblutung. Dies führt zu einer besseren Versorgung des Gewebes mit Sauerstoff und Nährstoffen, mit Abwehrzellen und Antikörpern. Der Lymphfluß und das Immunsystem werden stimuliert, der Abtransport von Stoffwechselprodukten gefördert. Auch Muskelverspannungen werden gelöst und Schmerzen dadurch gelindert. Beachtliche Wirkungen haben sich bei Menschen eingestellt, die unter chronisch kalten Händen und Füßen leiden. Dies erklärt sich durch den positiven Einfluß dieser Anwendung auf unser Energieverteiler-System, welches wir aus der chinesischen Medizin als »Dreifachen Erwärmer« kennen. Auf der seelischen, mentalen und geistigen Ebene fördern die Hot Stone Massagen durch das Aufheben energetischer Blockaden tiefes Loslassen und Entspannen. Auf großer Fläche werden berührungsempfindliche Nerven stimuliert, das vegetative Nervensystem wird

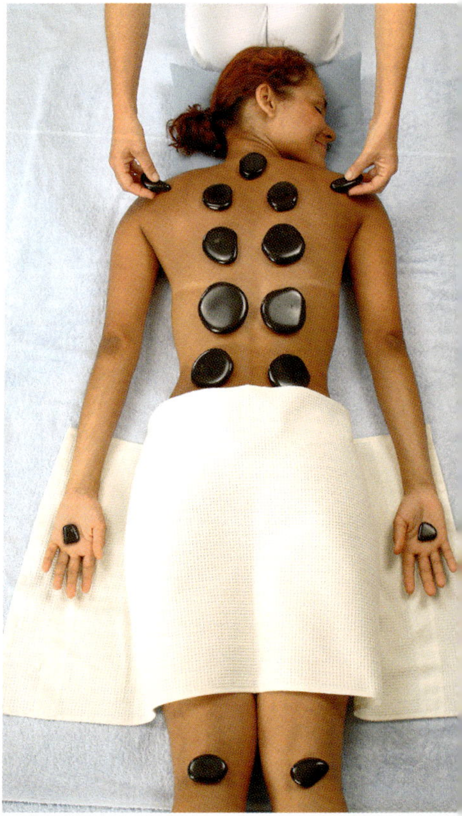

besänftigt und läßt die Spuren, die der Streß im Körper hinterläßt, wieder abklingen.

Achtung! Bei akuten Krankheitsbeschwerden sollten Massagen in jedem Fall von erfahrenen Therapeuten ausgeführt werden, da ohne entsprechende Kenntnisse möglicherweise mehr Schaden als Nutzen entsteht.

Die Hot Stone-Massage ersetzt zudem keine vom Arzt oder Heilpraktiker verordnete Therapie! Sie kann diese aber durchaus unterstützen. Klären Sie im Zweifelsfall den Einsatz der Massage mit dem behandelnden Therapeuten ab.

Wann sollte nicht massiert werden?
Massagen üben große Kraft und einen starken energetischen Einfluß auf den gesamten Körper aus. Deshalb sollte unter bestimmten Umständen auf Massagen verzichtet werden.

Dazu gehören fieberhafte Infekte, Infektionskrankheiten, ansteckende Hautkrankheiten, Hautausschläge, Verbrennungen und unverheilte Wunden.

Zurückhaltung ist geboten direkt nach Operationen, bei Thromboseneigung, bei Venenentzündungen und ausgedehnten Krampfadern.

Nicht direkt massiert werden sollte über blauen Flecken, entzündeten Verletzungen oder frisch verheilten Knochenbrüchen.

In der Schwangerschaft, bei schweren Herzerkrankungen, Tumorerkrankungen oder während einer Chemotherapie sollte nur nach Rücksprache mit dem behandelnden Arzt massiert werden.

Die regelmäßige Anwendung der Hot Stone Massage wirkt sich ansonsten sehr positiv auf das Allgemeinbefinden aus. Die Wirkung der Therapie ist jedoch nicht nur auf körperliche Belange begrenzt, sondern hilft uns auch, das seelische Gleichgewicht wiederzufinden oder zu erhalten. Dies erreicht man, indem die Meridiane des Körpers und die Chakren in die Behandlung mit einbezogen werden.

Das Meridiansystem

Vor mehr als 2000 Jahren wurde in China zum ersten Mal das System der Meridiane beschrieben. Das Meridiansystem besteht aus zwölf Hauptmeridianen, die gemeinsam sechs Meridianpaare bilden, die wiederum den fünf Wandlungsphasen der chinesischen Medizin zugeordnet werden. Häufig werden die Wandlungsphasen auch als die Fünf Elemente bezeichnet, die aber nicht mit den fünf Elementen der westlichen Kultur (Feuer, Erde, Luft, Wasser und Äther) zu verwechseln sind. Die

Wandlungs-phase	Meridianpaare	
	Yin Meridian	Yang Meridian
Holz	Leber	Gallenblase
Feuer I	Herz	Dünndarm
Feuer II	Kreislauf Sexualität	Dreifacher Erwärmer
Erde	Milz-Pankreas	Magen
Metall	Lunge	Dickdarm
Wasser	Niere	Harnblase

Übersicht über die Wandlungsphasen und Meridianpaare

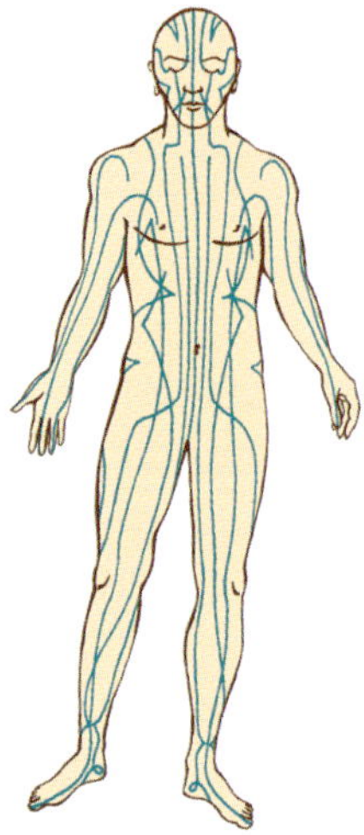

westlichen »Elemente« sind statische Bestandteile, die den Aufbau der Welt beschreiben. Die Wandlungsphasen beschreiben hingegen eine dynamische, sich wandelnde und sich entwickelnde Welt. Im Bezug auf unsere Gesundheit heißt dies, daß wir nur gesund bleiben oder gesund werden können, wenn wir uns äußeren Begebenheiten anpassen und uns im Gleichklang mit den natürlichen Zyklen verändern können. Die Meinung, Gesundheit sei ein statischer Zustand, von gelegentlichen Krankheiten unterbrochen, ist den chinesischen Ärzten fremd. »Leben ist Veränderung – Stillstand ist Tod!« heißt es in der chinesischen Medizin.

Jeder dieser spiegelbildlich auf beiden Körperseiten verlaufenden Hauptmeridiane steht mit einem inneren Organ in Verbindung, wobei einer der Partnermeridiane eine Verbindung zu einem Hohlorgan hat (Yang Meridian). Der andere Partnermeridian hat eine Verbindung zu einem Speicherorgan (Yin Meridian).

Neben der Verbindung der Meridiane zu ihren Organen, gibt es Verbindungen zu weiteren Körperteilen und Gliedmaßen, aber auch zu Sinneswahrnehmungen und seelischem Erleben. So hat der Lungenmeridian nicht nur eine Beziehung zum Speicherorgan Lunge selbst, sondern zu sämtlichen Organen, die mit der Atmung zu tun haben, wie Nase, Rachen, Kehle, Bronchien und natürlich auch zur Haut. Die Sinneswahrnehmung ist demnach auch leicht nachvollziehbar, nämlich das Riechen.

Austausch und Kommunikation mit anderen Menschen ist der seelische Bereich, der in Verbindung zum Lungenmeridian steht. Auch das ist leicht nachvollziehbar, ist es doch die gemeinsame Luft, die wir atmen, die uns mit unseren Mitmenschen in »Kontakt« treten läßt.

Der »Partner« des Lungenmeridians ist der Dickdarmmeridian. Partnermeridiane unterstützen sich gegenseitig bei Störungen, können aber genauso beide in ihrer Arbeit beeinträchtigt sein, wenn langandauernde Blockaden vorhanden sind. Bekanntermaßen steht die Lunge in sehr enger Beziehung zum Dickdarm. Ist dieser überlastet, versucht die Lunge über die Schleimhäute, vermehrt Schlackenstoffe abzugeben. Darmbeschwerden gehen daher oft mit Atemwegsinfektionen einher.

Die Aufgabe der Meridiane besteht also in der Vernetzung der Organe, Gliedmaßen und aller anderen Körperteile, wie Haut, Knochen, Muskeln und Sehnen, zu einem Ganzen.

Außerdem sorgen die Meridiane für ein ausgewogenes Gleichgewicht zwischen den Yin- und Yang-Kräften der Organe. Yin und Yang beschreiben in der chinesischen Medizin Gegensätze jeglicher Art. Das ganze Leben, unser Körper, unsere Emotionen, alles wird als Rhythmus verstanden, als Rhythmus von Ton und Stille, Tag und Nacht, warm und kalt, Aktivität und Ruhe. Yang-Charakter hat alles Helle, nach außen Gerichtete, Aktive, Männliche. Yin-Charakter hat alles Dunkle, nach innen Gerichtete, Bewahrende, Weibliche. Yin und Yang sind bildlich gesprochen wie Feuer und Wasser, sie kontrollieren sich gegenseitig. Feuer kann Wasser verdampfen, Wasser kann Feuer

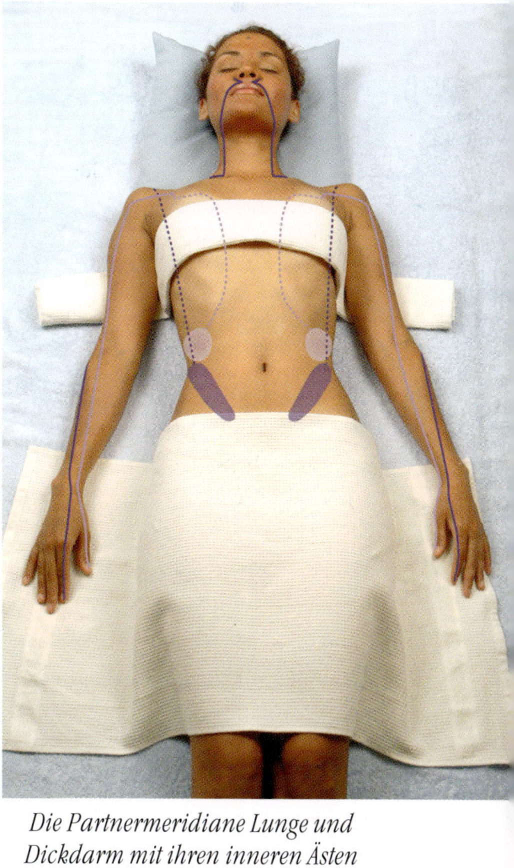

Die Partnermeridiane Lunge und Dickdarm mit ihren inneren Ästen

Feuer und Wasser – das Gleichgewicht des Lebens

löschen. Ein harmonisches Zusammenspiel dieser beiden Komponenten erhält oder führt zu einem gesunden Organismus.

Die Bezeichnungen Yin- oder Yang-Meridian sagen nichts über den energetischen Zustand des Meridians aus. Jeder Meridian kann einen Mangel oder eine Fülle an Yin oder Yang aufweisen. Yang-Mangel äußert sich in Müdigkeit und Kälte, Yang-Fülle in Hitze und Röte. Ein Yin-Mangel zeigt sich durch Trockenheit und Hitze, eine Yin-Fülle in vermehrter Feuchtigkeit oder weichen Strukturen.

Jeder Stoffwechselvorgang, jeder Gedanke und jedes Gefühl führt zum Verbrauch oder zum Entstehen bestimmter Energiequalitäten. Die rhythmische Aktivität in den verschiedenen Funktionskreisen führt daher abwechselnd zum Energieverbrauch oder zur

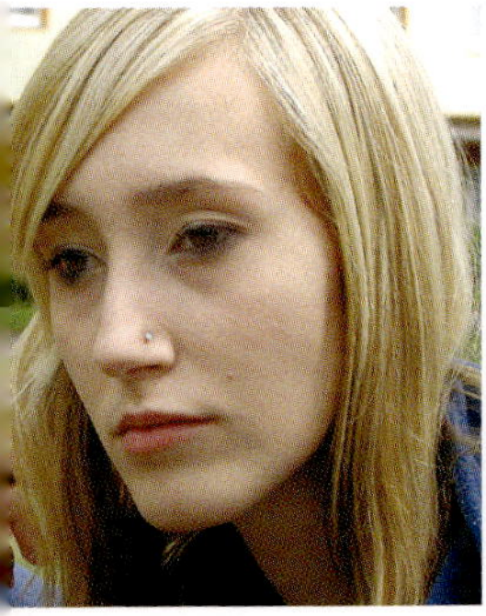

Yang-Mangel

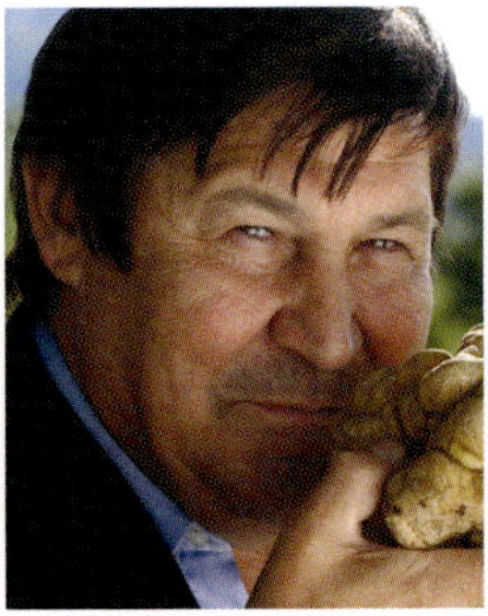

Yang-Fülle

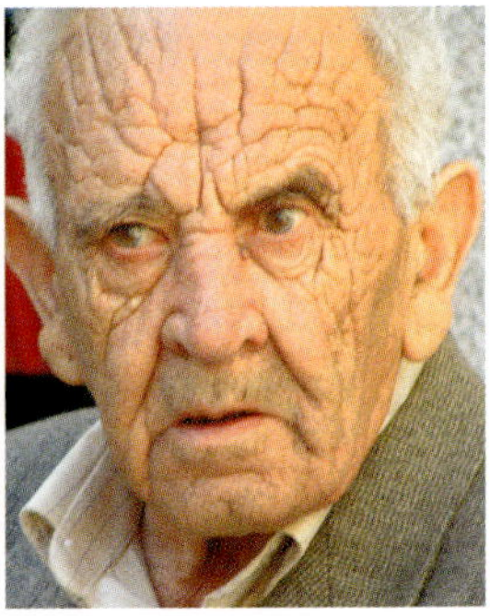

Yin-Mangel

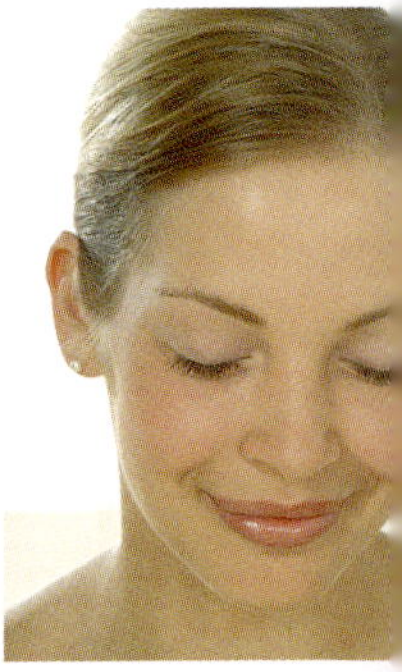

Yin-Fülle

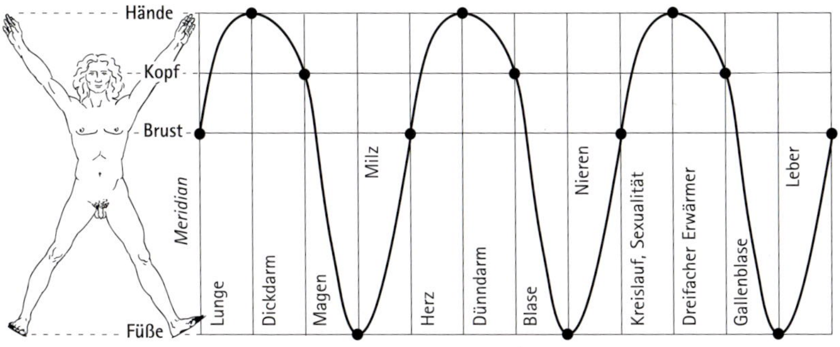

Energiefluß der Meridiane im Körper

Energiefreisetzung. Meridiane können wie Energiebahnen unseres Körpers betrachtet werden, in denen feine Ionenströme fließen, durch die eine Verteilung der freigesetzten Energie stattfinden kann. Überschuß und Mangel wird so ausgeglichen, um unser energetisches Gesamtsystem im Gleichgewicht zu halten. Diese Ionenströme suchen sich immer den Weg des geringsten Widerstandes, also immer an Muskelsträngen, Sehnen, Knochen oder Blutgefäßen entlang und nur selten durch sie hindurch. Der Übergang von einem Meridian zum nächsten findet dabei in einem gleichmäßigen Wechsel entweder an der Brust, der Hand, dem Kopf oder dem Fuß statt. An Fingern und Zehen findet dabei auch der Austausch von Energien mit unserer Umgebung statt.

Wir haben es also mit einem hochsensiblen System zu tun. Dies erklärt auch, weshalb Elektrosmog, Hochfrequenzen und ähnliche Störfelder einen negativen Einfluß auf unser biologisches und energetisches Gesamtsystem haben können.

Diese kurze Einführung in das Thema Meridiane hat keinen Anspruch auf Vollständigkeit. Wer etwas tiefer in die Materie einsteigen möchte, dem sei das Buch von Rainer Strebel und Michael Gienger »Die Individuelle Therapie« empfohlen. Wer ganz tief einsteigen möchte, dem empfehlen wir das »Lehrbuch der chinesischen Medizin für westliche Ärzte« von Claus C. Schnorrenberger. Beide Titel finden Sie in der Literaturliste im Anhang.

Während der Massage mit heißen Steinen werden diese Meridianbahnen sanft aktiviert bzw. ausgeglichen. Stellen Sie sich unseren Körper wie ein

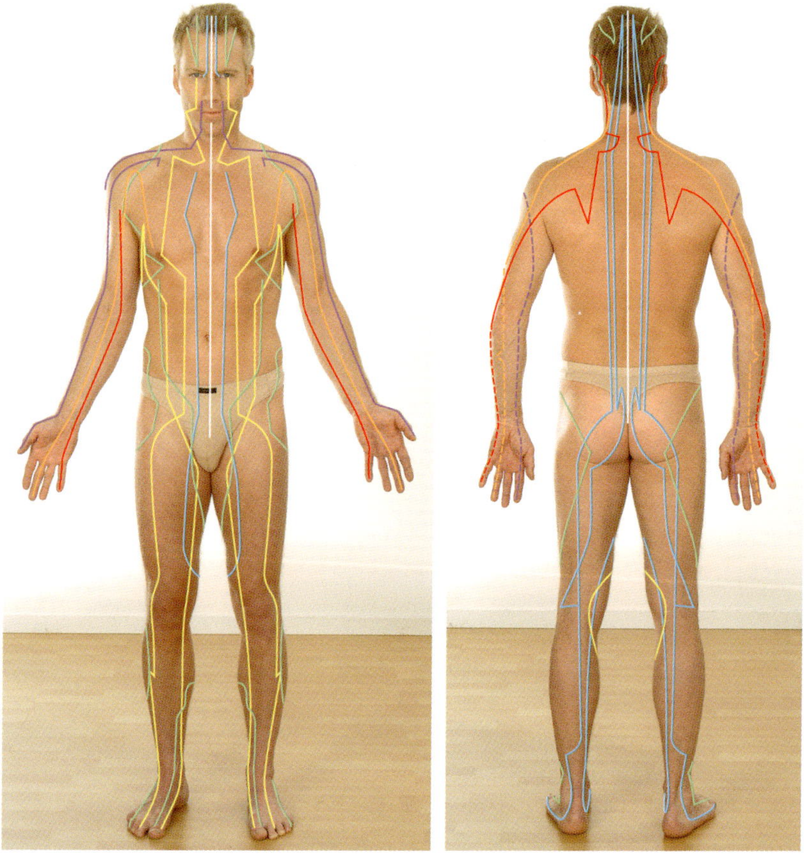

Meridianverlauf am Körper

Land vor, dessen Flüsse (Meridiane) das Land durchziehen, ohne Staumauern, Sümpfe oder Trockengebiete. Ist unser Gesamtsystem gut »im Fluß« und alle Regionen sind ausgewogen »bewässert«, erhöht sich unsere Lebensenergie (chin.: »Qi«) und damit auch unsere Lebensqualität.

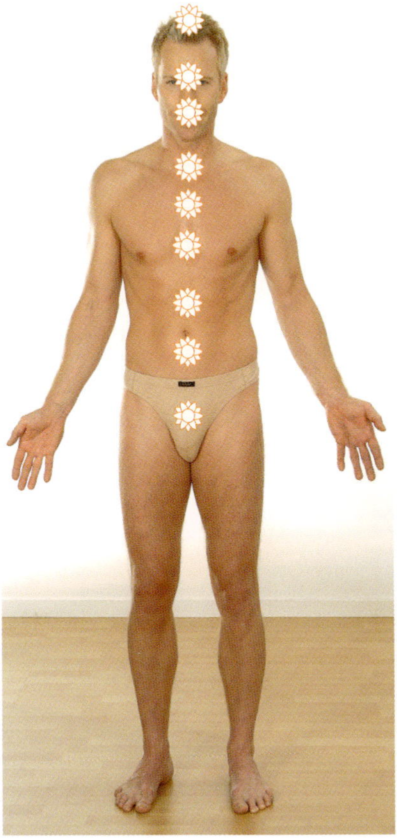 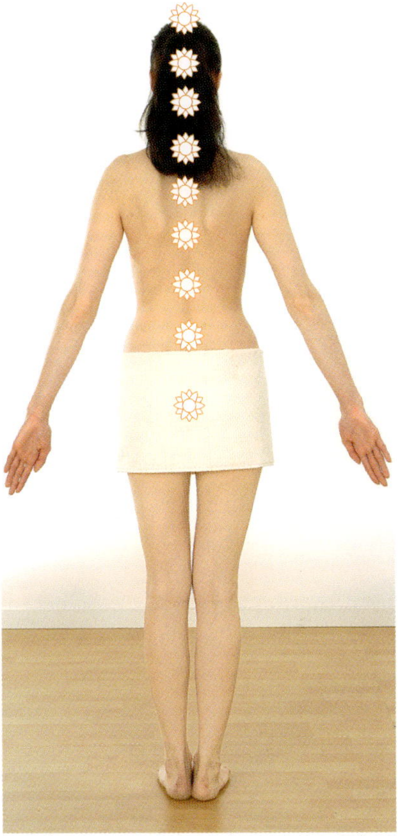

Die Chakren

Ich war schon oft draußen im Weltraum, protzte der Kosmonaut, aber ich habe weder Gott noch Engel gesehen – und ich habe schon so viele kluge Gehirne operiert, antwortete der Gehirnforscher, aber ich habe nirgendwo auch nur einen einzigen Gedanken entdeckt.

aus »Sophies Welt«

Ähnlich wie mit den »unsichtbaren« Gedanken geht es uns Westeuropäern mit der Wahrnehmung der Chakren und der Aura. Obwohl wir Gedanken in der Regel nicht sehen können, wird jeder bestätigen, daß es sie gibt. Der ein oder andere wird vielleicht sogar zugestehen, daß man Gedanken anderer Menschen durchaus wahrnehmen kann. Äußerungen wie »Das habe ich auch gerade gedacht«, oder »Ich weiß genau, was du jetzt denkst« kennt jeder von uns. Ähnlich verhält es sich mit den Chakren: Chakren oder die menschliche Aura visuell zu erfassen, ist nicht, wie oft verbreitet, ein Privileg für besonders hellsichtige Menschen. Wir alle besitzen diese Fähigkeit, feinstoffliche Energien wahrzunehmen, es ist uns nur größtenteils nicht mehr bewußt. Wenn wir diese Befähigung wieder in unser Leben integrieren möchten, bedarf es lediglich des Erlernens einfacher Techniken zur Sensibilisierung unserer Wahrnehmung und, wie in vielen anderen Bereichen auch, der stetigen Übung.

Ursprung der Chakrenlehre

Die Beschreibung der Chakren, wie wir sie in der Literatur heutzutage finden, kommt ursprünglich aus Indien. Aus der alten indischen Kultursprache Sanskrit, die seit ca. 1500 v. Ch. gesprochen wird, stammt daher auch der Name »Chakra«, der soviel bedeutet wie »Rad« oder »Kreis«. Ähnliche Betrachtungen und Beschreibungen von feinstofflichen Energien, die unseren menschlichen Körper umhüllen, finden wir auch in indianischen und europäischen Überlieferungen. Die Ansätze erscheinen zunächst sehr unterschiedlich, ergänzen sich aber bei näherer Betrachtung zu einem einheitlichen Bild.

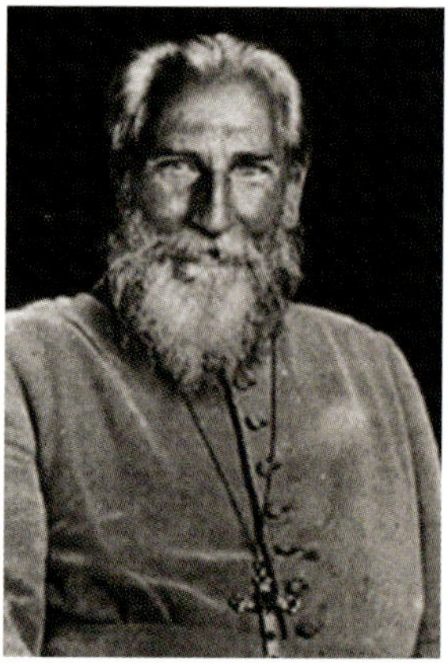

Charles W. Leadbeater

In der jüngeren europäischen Geschichte wurden die Chakren erstmals in der Theosophie beschrieben. Das maßgebliche Werk »Die Chakras« von Charles W. Leadbeater wurde wohl bereits 1899 verfaßt, aber erst 1927 in London und Adyar (Indien) veröffentlicht. Theosophische Ansätze gibt es seit der Antike. Das theosophische Weltbild des Pantheismus - Gott ist alles und ist in allem - finden wir in den verschiedensten Zeitaltern wieder. Die heutige Theosophie gründet sich vor allem in der Arbeit von Madame Blavatsky (1831 - 1891), die Kontakt zu tibetischen Meistern hatte und die Theosophische Gesellschaft gründete, die seit 1882 ihren Sitz in Indien hat.

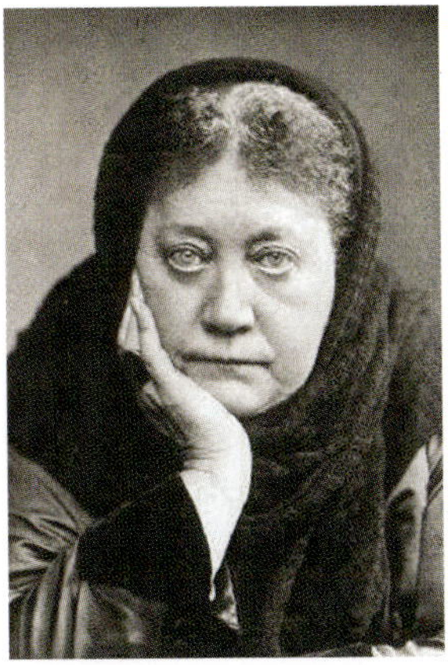

Madame Blavatsky

Ihr gehörte auch Rudolf Steiner einige Zeit an, bis er seine eigene, die anthroposophische Schule gründete. Madame Blavatskys Anliegen war es, die Voraussetzungen für eine Weltreligion zu schaffen, in der alle Glaubensrichtungen ihre Daseinsberechtigung haben sollten, so daß jeder einzelne die Möglichkeit habe, die verschiedenen Lehren zu studieren und nebeneinander bestehen zu lassen. Ein unseres Erachtens sehr kluger Ansatz, der übrigens bereits in der Antike und später in der Renaissance von Philosophen, Theosophen, Naturwissenschaftlern, Mystikern, Ärzten und Astrologen leidenschaftlich gepflegt wurde.

Dennoch ist auch die theosophische Lehre nicht die alleinige Wahrheit, wie Madame Blavatsky schon zu Lebzeiten erkannte: *»Es bedarf der richtigen Wahrnehmung der objektiven Tatsachen, um zuletzt zu entdecken, daß die einzige wirkliche Welt eine subjektive ist.«*

Diese subjektive Betrachtung zeigt sich in der theosophischen Darstellung der Chakren darin, daß die ursprünglich neun körperbezogenen Hauptchakren auf sieben reduziert wurden. Die Anzahl der beschriebenen Chakren variiert in den verschiedenen Überlieferungen. So beschreiben tibetische Systeme drei,

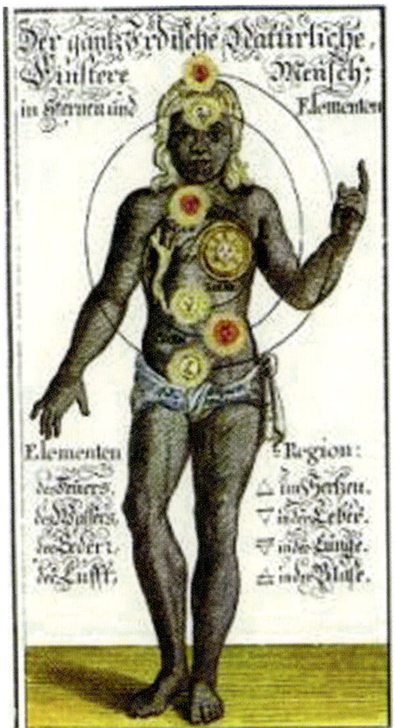

Theosophische Chakrendarstellung

fünf oder sechs Chakren, indische sechs, sieben oder neun, europäische und indianische neun oder zehn.

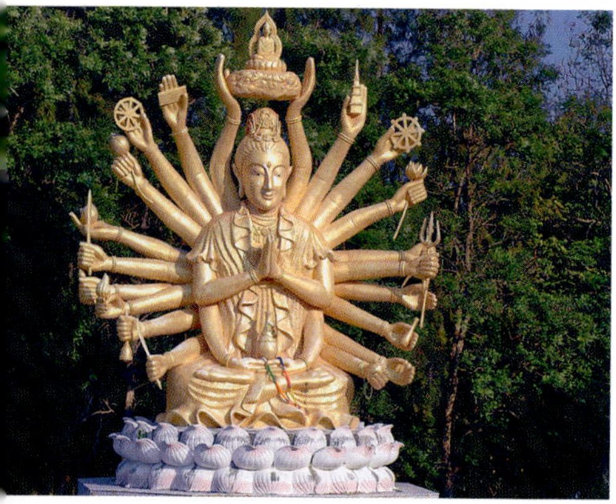

Buddhistische Statue mit zehn erhobenen Armpaaren, deren Symbole den Bedeutungen der zehn Chakren entsprechen.

Dies erscheint widersprüchlich – jedoch nur bei oberflächlicher Betrachtung. Bei genauerem Hinsehen wird klar, daß im Grunde jedes System alle Eigenschaften und Qualitäten der Chakren beschreibt, daß jedoch aufgrund philosophischer Betrachtungen oftmals mehrere Chakren zu bestimmten »Einheiten« zusammengefaßt werden. Dies ist häufig mit dem Wurzel- und Nabelchakra, dem Nabel- und Solarplexuschakra, dem Herz- und Thymuschakra, dem Nasen- und Stirnchakra sowie dem Stirn- und Scheitelchakra der Fall. Am deutlichsten wird dies in der tibetischen Lehre formuliert: Das System der drei Chakren spielt eine Rolle, wenn die Dreiheit »Buddha-Körper« (Stirn), »Buddha-Rede« (Kehle) und Buddha-Geist (Herz)« angesprochen wird. Von fünf Chakren ist dagegen die Rede, wenn es um Aktivität (Wurzel-Chakra), Eigenschaften (Nabel-Chakra), Geist (Herz-Chakra), Rede (Kehl-Chakra) und Körperfunktionen (Stirn-Chakra) geht. Oft erwähnt ist als sechstes Chakra auch das Scheitel-Chakra, das in der tibetischen Überlieferung für das Verlassen des Körpers im Sterbeprozeß eine Rolle spielt.

Bei der Anzahl der Chakren in den verschiedenen Systemen geht es also nicht darum, wie viele Chakren es tatsächlich gibt, sondern welche (und damit wie viele) Chakren in Bezug auf ein bestimmtes System oder einen bestimmten Zusammenhang eine Rolle spielen. Daher die großen Variationen der Anzahl von drei bis zehn.

In der Theosophie waren die sieben Planeten Sonne, Mond, Merkur, Venus, Mars, Jupiter und Saturn das zentrale Bezugssystem. Nicht nur die Astrologie, sondern auch viele andere Wissensgebiete wurden in Bezug zu dieser Siebenheit gesetzt. Aus diesem Grund wurden auch nur sieben Chakren erwähnt,

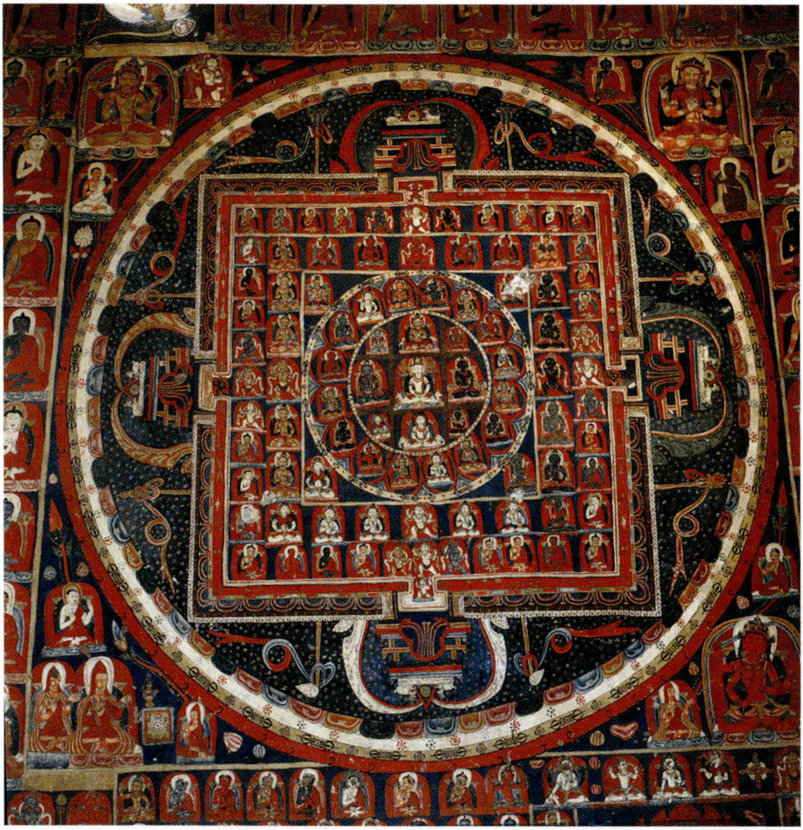

Tibetische Chakren-Darstellung

wogegen in Indien durchaus neun bekannt sind - denen in der vedischen Astrologie Indiens neben den o.g. sieben Planeten auch der aufsteigende (Rahu) und absteigende Mondknoten (Ketu) zugeordnet werden. Die Mondknoten sind jene Punkte am Himmel, in denen sich die Sonnen- und Mondbahn kreuzen. Sie werden in der Astrologie ebenso wie die Planeten im Horoskop berücksichtigt. Da Rahu und Ketu oft als »schwierige« Punkte gelten, werden sie gerne ignoriert und mit ihnen auch die entsprechenden Chakren Thymus (Rahu) und Nase (Ketu).

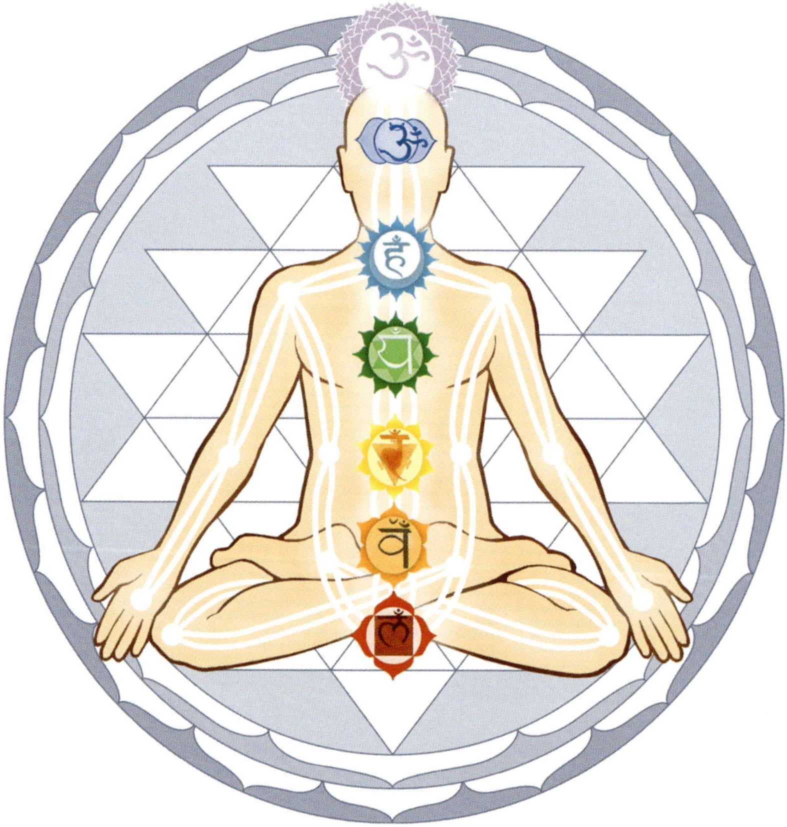

Chakren-Darstellung nach vedischem Vorbild

Indianische Chakrensysteme werten die einzelnen Chakren untereinander kaum: Keines ist besser oder schlechter, »spiritueller« oder »weniger spirituell« als das andere. Daher werden hier in vielen Überlieferungen alle neun körperbezogenen sowie auch das zehnte Chakra außerhalb des physischen Leibs (eine Handbreit über dem Kopf) erwähnt. Ähnlich in nicht-christlichen europäischen Überlieferungen. Hier werden die neun Chakren zwar den drei Welten Asgard (Oberwelt/Kopf), Midgard (Mittelwelt/Brust) und Utgard (Unterwelt/Bauch) zugeordnet, doch die Wertung in gut und böse (Himmel, Erde und Hölle) erhielten diese drei Welten erst durch das Christentum. Bis dahin

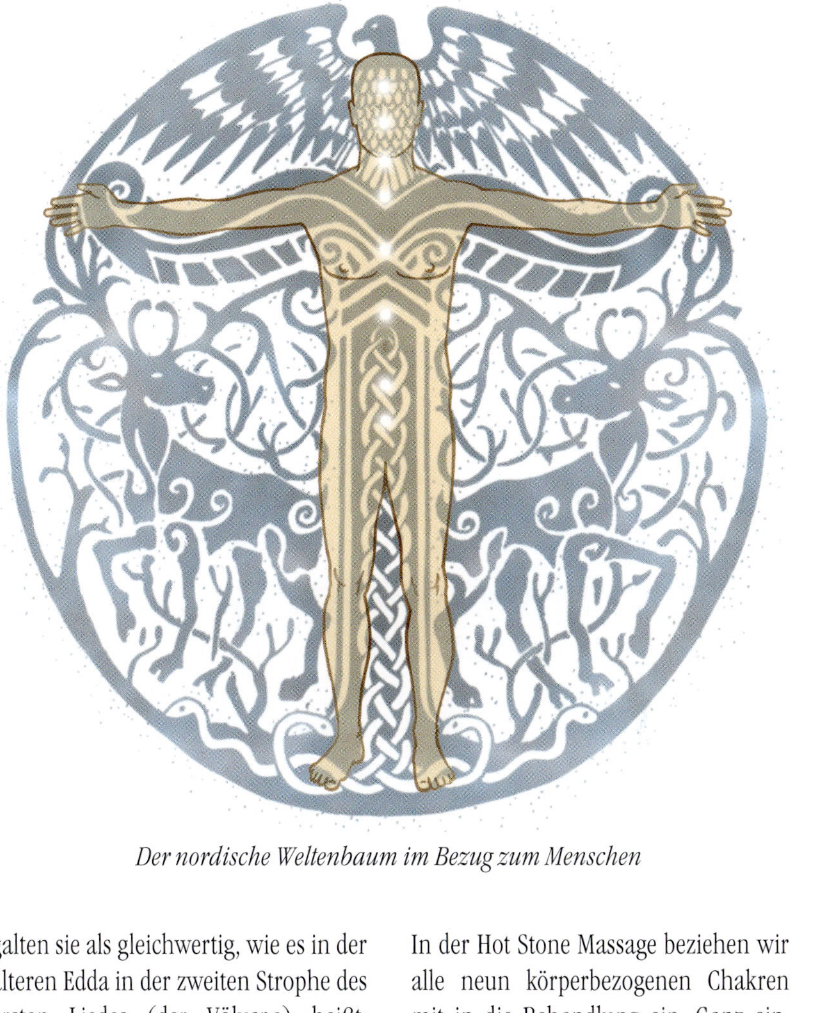

Der nordische Weltenbaum im Bezug zum Menschen

galten sie als gleichwertig, wie es in der älteren Edda in der zweiten Strophe des ersten Liedes (der Völuspa) heißt: »Neun Welten kenn ich, neun Äste weiß ich, an dem starken Stamm im Staub der Erde.« Diese Beschreibung des »Weltenbaumes« war sowohl ein Spiegelbild des Universums als auch der menschlichen Natur.

In der Hot Stone Massage beziehen wir alle neun körperbezogenen Chakren mit in die Behandlung ein. Ganz einfach, weil sie da sind und weil wir in zwanzig Jahren steinheilkundlicher Forschung und Praxis sehr gute Erfahrungen damit gemacht haben. Gerade die Behandlung der »vergessenen« Chakren Thymus und Nase hat sehr weitreichende Folgen für unsere körperliche Gesundheit, unsere seelisch-mentale Orientierung und unsere geistige Freiheit.

Daß diese beiden Chakren selbst von aurasichtigen Menschen oft nicht wahrgenommen werden, hat unter Umständen auch kulturbedingte Gründe. Die Thymusdrüse bildet sich beim Normalsterblichen nach der Pubertät zurück und wandelt sich in Fettgewebe um. Sie ist und bleibt jedoch ein wichtiges Organ unseres Immunschutzes. Leichtes Klopfen in der Thymusgegend bewirkt, daß wir uns stark und mutig fühlen (wir kennen das von den Gorillas). Stärke, Mut und für die eigene Überzeugung zu brennen, sind allerdings heutzutage keine erwünschten Tugenden. Setzt man nicht alles daran, eine duckmäuserische, funktionierende, arbeitsame und manipulierbare Bevölkerung zu verwalten? Indische Yogis und Sadhus, welche die Fähigkeit haben, ihren Körper selbstbestimmt zu beherrschen und Heilungsprozesse zu lenken, haben interessanterweise eine voll intakte Thymusdrüse.

Daß das Nasenchakra häufig nicht wahrgenommen wird, begründet sich zum einen in seinem klar erscheinenden Licht (wie das Flimmern der Luft über heißer Erde) und zum anderen darin, daß wir heutzutage kaum noch in der Lage sind, den »richtigen Riecher« zu haben. Zu viele Eindrücke verwirren unseren Geruchssinn, und unser Instinkt liegt teilweise ganz brach. Im Hinblick auf diese Hintergründe finden wir es um so wichtiger, diese beiden Chakren in unsere Arbeit mit einzubeziehen.

Was sind Chakren?

In den verschiedensten Kulturen und heilkundlichen Ansätzen wird der menschliche Körper als ein Kreislauf von fließenden Energien gesehen. Chakren sind dabei jedoch nicht nur Knotenpunkte und Energiezentren entlang der Körpermitte, an denen sich verschiedene Energiekreise schließen. Sie können darüber hinaus auch als sich umhüllende Felder mit körperähnlichen Umrissen gesehen werden, wobei das erste Chakra, das Wurzelchakra zugleich der kleinste und innerste Körper ist – wie bei den Matruschkas, den russischen Puppen.

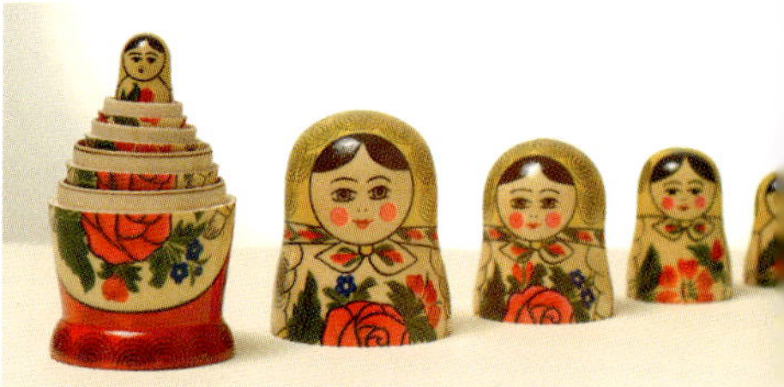

Die Matruschkas als ein Sinnbild der Chakren

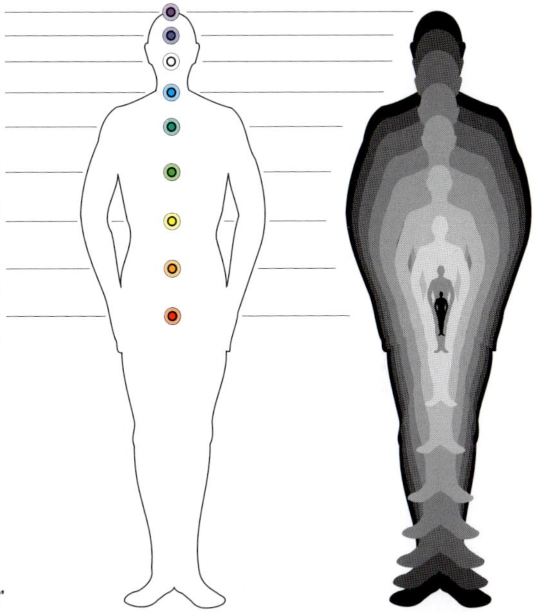

Die Chakren als energetische Körper

Der erste und kleinste Körper hat ungefähr die Größe einer Hand, der zweite umhüllt den ersten um wenige Zentimeter, der dritte umhüllt wiederum den ersten und den zweiten und so weiter und so fort bis zum neunten Chakra bzw. Körper, der in etwa der Größe unseres physischen Leibes entspricht. Jeder dieser Körper kann wie eine eigenständige Person betrachtet werden, mit ihrer eigenen Art zu denken, zu fühlen und zu handeln. Verlagern wir unser Bewußtsein in einen dieser Körper, betrachten wir die Welt plötzlich auf eine ganz spezifische Weise. So interessiert uns z.B. im Nabelchakra vor allem unsere Beziehung zur Welt, im Herzchakra die Erfüllung durch die Welt und im Halschakra die Kommunikation mit der Welt. Und entsprechend handeln wir auch. Unseren »Bewußtseinsschwerpunkt« empfinden wir dabei immer im »Kopf« des jeweiligen »Körpers«, eben genau dort, wo die landläufigen Beschreibungen den Sitz des Chakras lokalisieren. An dieser Stelle ist der jeweilige energetische Körper auch am leichtesten zu beeinflussen. In seiner Ausdehnung ist er jedoch keineswegs auf diese Stelle begrenzt, was wir z.B. während einer Chakra-Behandlung zumeist auch deutlich spüren!

Die Bedeutung der Chakren

Erstaunlich übereinstimmend in vielen Kulturen sind die Überlieferungen zu den Eigenschaften und Bedeutungen unserer Chakren:

- Das Wurzelchakra sichert unser Überleben. Es ist die treibende Kraft in unserem Leben. Hier lokalisiert sich auch unser Sexualtrieb in seinem Aspekt der reinen Fortpflanzung.
- Auch im Nabelchakra finden wir das Thema Sexualität, allerdings auf einer anderen Ebene. Hier geht es vielmehr um Partnerschaft und Beziehungen, um Zuneigung und Kontakt zum Gegenüber.
- Im Solarplexuschakra zeigen sich unser Selbstausdruck in der Tat und unser Selbstwertgefühl als Spiegel unserer Position in der Welt.
- Das Herzchakra ist das Zentrum unserer Gefühle und lenkt unser Streben nach Erfüllung. Themen wie Mitgefühl und Verständnis sind hier lokalisiert.
- Die Qualitäten des Thymuschakras drücken sich in der Fähigkeit aus, Verantwortung zu übernehmen und persönliche Überzeugungen zu leben.
- Das Halschakra ist der Sitz der Kommunikationsfähigkeit, des verbalen Austausches und der Fähigkeit, Verbindungen zu schaffen.
- Das Nasenchakra ist Sitz unseres Instinktes und des »richtigen Riechers«.

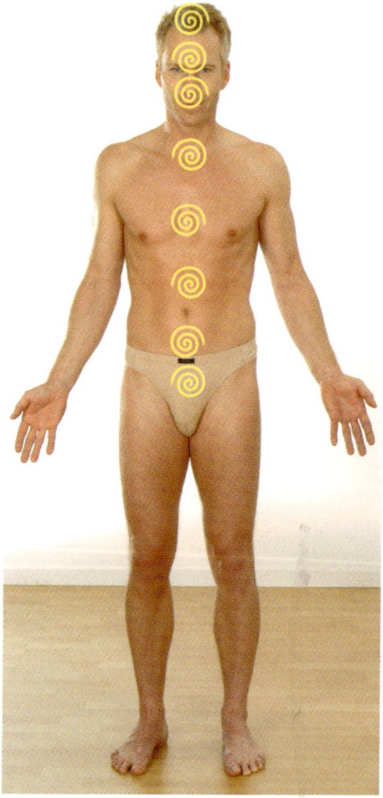

Die Energiewirbel in den Chakren

Hier findet sich die Fähigkeit, Dinge richtig einzuschätzen und klar sehen zu können.

- Im Stirnchakra zeigt sich unsere Intuition, Medialität und Vorstellungskraft. Hier nehmen wir wahr, ob wir uns und unserem Lebensweg treu bleiben oder nicht.
- Im Scheitelchakra zeigt sich unser Lebenstraum als Inspiration oder

auch nächtlicher Traum. Es ist verbunden mit der ursprünglichen Absicht unseres Daseins. Indianische Überlieferungen sprechen hier vom »Traumkörper« und weisen darauf hin, daß wir auf der Erde sind, um unseren Traum wachzutanzen.

Jedes Chakra ist also ein kreatives Zentrum, in dem wir bestimmte Aspekte unseres Lebens erschaffen und erhalten sowie wahrnehmen und wieder auflösen. Dabei kann es durchaus sein, daß wir in einem Lebensbereich etwas Neues aufbauen, während wir zugleich in einem anderen Lebensbereich etwas auflösen und beenden. »Aufbau« und »Abbau« drücken sich in den entsprechenden Chakren als unterschiedliche energetische Bewegungen aus. Bei schöpferischen, neubildenden Prozessen nehmen wir eine »rechtsdrehende Bewegung« (im Uhrzeigersinn - von außen betrachtet!) wahr, während sich abbauende, auflösende Prozesse als »linksdrehende Bewegungen« (im Gegenuhrzeigersinn - von außen betrachtet!) darstellen. Aufgrund dieser Drehbewegungen erhielten die Chakren auch ihren Namen (sanskrit »chakra« = »Rad«). Beide Bewegungsrichtungen sind dabei sinnvoll und notwendig für unser Dasein - keine ist besser oder schlechter als die andere! Nur im Gleichgewicht von Aufbau und Abbau ist eine dauerhafte Existenz möglich (denken wir nur an die Verdauung = Aufbau und die Ausscheidung = Abbau). Aus diesem Grund sagen die chinesischen Ärzte auch »Leben ist Wandel - Stillstand ist Tod!«

Behandlung der Chakren

Blockaden in den Chakren sind also energetisch nicht darin zu erkennen, ob die Drehbewegung eines Chakras nun linksherum oder rechtsherum verläuft. Dies zeigt nur: In diesem Lebensbereich wird etwas neu erschaffen und in jenem wird etwas aufgelöst. Blockaden kennzeichnen sich vielmehr darin, daß der entsprechende Prozeß verlangsamt oder gar gestoppt wird. Entsprechend ist dann auch die Drehbewegung des Chakras verlangsamt oder annähernd stillgelegt. Durch die warmen Steine der Hot Stone Massage werden die Chakren in ihrer aktuellen Bewegung angeregt - ohne daß die Richtung der Bewegung in irgendeiner Weise manipuliert wird! Dadurch wird der Energiefluß verbessert, was den betreffenden Prozeß im Leben aktiviert und erleichtert. Das Auflegen der warmen Steine wirkt sich dabei ganz automatisch dort am deutlichsten aus, wo es am »notwendigsten« war; dort, wo die Energiebewegung am stärksten verlangsamt war. Auf Chakren mit frei beweglicher und fließender Energie spüren wir den Einfluß der

Steine am wenigsten. Insofern ist das Auflegen der warmen Steine Diagnose und Therapie zugleich. Solange wir die Behandlung nicht übertreiben, also zu heiße Steine auflegen oder die warmen Steine viel zu lange auflegen, wirkt sich die Hot Stone Massage in der Regel sanft anregend und ausgleichend auf die Chakren aus.

Da jedes Chakra geistige Aspekte (Absichten und Ziele), mentale Aspekte (Betrachtungen und Ideen), seelische Aspekte (Gefühle und Erfahrungen) sowie körperliche Aspekte (Steuerungs- und Regulationsimpulse) beinhaltet, wirkt sich eine ausgleichende Behandlung der Chakren immer ganzheitlich aus. Geist, Verstand, Seele und Körper kommen in sich und miteinander in Harmonie. Energetisch betrachtet kommt also nicht nur der Energiefluß in einem Chakra, sondern auch der Energieaustausch zwischen den Chakren durch eine Hot Stone Massage in Harmonie. Wir erleben dies in der Zunahme unserer Kraft und Fähigkeiten sowie in der Zunahme von Gelassenheit und Freiheit. Und – wir erleben den Widerhall dieser Veränderungen in unserem Leben! Denn jede Wandlung in einem Chakra führt unweigerlich zu einer Wandlung unseres Lebens und Erlebens.

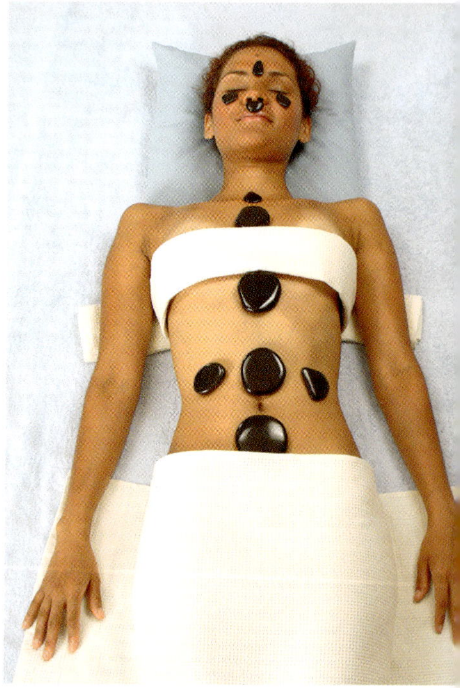

Chakra-Behandlung mit Hot Stones

Auswahl der Chakra-Edelsteine

Zum Abschluß vieler Hot Stone Massagen praktizieren wir das Auflegen der Chakra-Edelsteine. In all unseren Kursen, Ausbildungen und Anwendungen haben wir, neben einer klassischen indischen Zuordnung, die besten Erfahrungen mit der intuitiven Auswahl dieser Steine gemacht. Die Auswahl der Chakra-Edelsteine auf analytischem Weg ist viel komplexer, als nur die Zuordnung der Farbe des Steines zur entsprechenden Farbe des Chakras. So hat sich zum Beispiel gezeigt, daß sogar verschiedene Steine derselben Steinsorte mitunter Wirkung auf verschiedene Chakren zeigen. Dies begründet sich darin, daß auch Steine eine Art Aurafarbe haben, die wesentlich besser mit der feinstofflichen Energie des Chakras korrespondiert als die eigentliche sichtbare Farbe des Steins. Wenn Sie beispielsweise zehn Bergkristalle vor sich liegen haben, kann jeder einzelne dieser Steine eine andere Aurafarbe zeigen. Analytisch müßten wir also die speziellen Wirkungen der einzelnen Steine mit den Themen der einzelnen Chakren vergleichen. Nur dann könnten wir uns bestenfalls einer Übereinstimmung annähern. Dieser Weg ist zwar interessant, aber langwierig und kompliziert. Daher ist die intuitive Vorgehensweise oder die Bestimmung der Chakra-Edelsteine über Resonanzverfahren, wie zum Beispiel mit der Einhandrute oder mit kinesiologischen Tests, weitaus sinnvoller.

Sollten Sie mit dieser intuitiven Zuordnung nicht zurechtkommen, haben wir im folgenden eine Auswahl von Steinen getroffen, die in ihrer Wirkungsweise den Themen der einzelnen Chakren nahekommen. Wie schon gesagt, handelt es sich hier lediglich um eine Annäherung ohne Anspruch auf absolute Gültigkeit. Im Kapitel »Die Chakren-Behandlung« finden Sie weitere Steine, die sich gut zum Auflegen eignen und sich als Auswahl in der intuitiven Vorgehensweise bewährt haben.

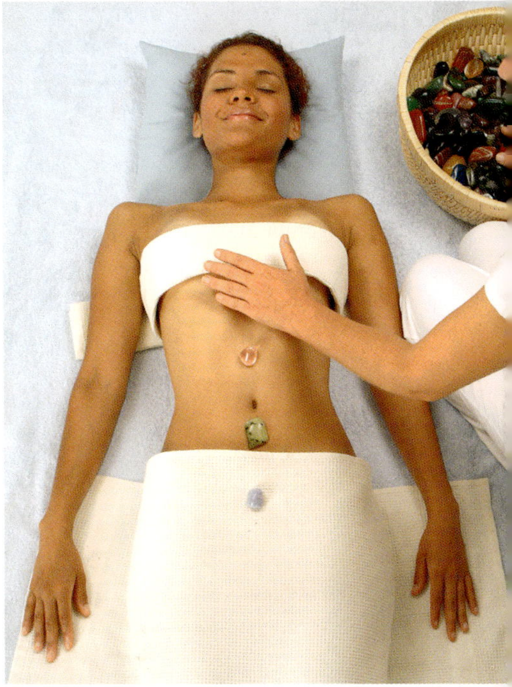

Intuitive Wahl der Chakra-Edelsteine

Chakra	Steinzuordung		Beschreibung
Scheitel	Amethyst	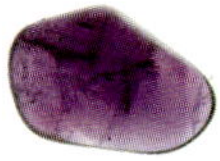	Spiritualität, Meditation, Intuition, fördert bewußte Wahrnehmung und ist gut bei Kopfschmerzen
Stirn	Lapislazuli	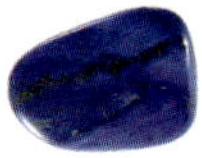	Wissen, Macht, hilft Herrscher im eigenen Reich zu sein und den richtigen Weg zu finden
Nase	Bergkristall	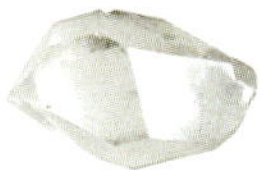	Klarheit, Neutralität, fördert den Energiefluß, verbessert die Wahrnehmung und den »guten Riecher«
Kehlkopf	Chalcedon blau	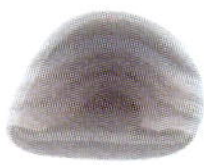	gut für den Lymphfluß, fördert die Kommunikation, stärkt Redekunst und Selbstausdruck
Thymus	Jaspis	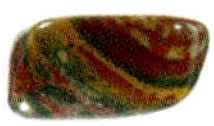	macht mutig, dynamisch, bringt Energie und erhöht die Widerstandskraft
Herz	Rosenquarz	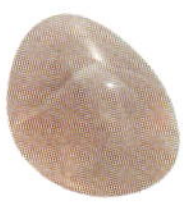	stärkt das Herz, steigert die Empfindungsfähigkeit tiefer Gefühle und das Einfühlungsvermögen
Solar plexus	Bernstein	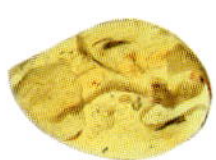	gut für Magen, Milz und Leber, stärkt den Glauben an sich selbst, fördert sonniges Gemüt
Nabel	Jade/Nephrit	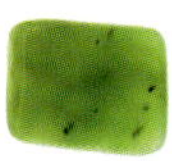 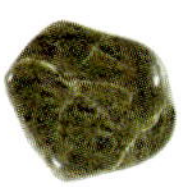	fördern die Beziehungsfähigkeit sowie die Unterscheidungs- und Entscheidungskraft
Wurzel	Rubin/Granat	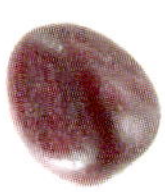 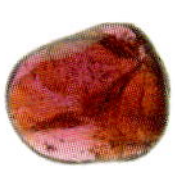	regen Kreislauf, Nebenniere und Geschlechtsorgane an, stehen für Leidenschaft und Lebensfreude

Bei dieser Zuordnung handelt es sich in erster Linie um ausgleichende, harmonisierende Steine. Arbeiten Sie aber auch hier aufmerksam, lassen Sie sich von Ihrem Gefühl leiten. Wenn Sie denken, dieser oder jener Stein paßt jetzt nicht, dann nehmen Sie einen anderen, der sich besser anfühlt. Das Bewußtsein, daß Sie es, wie bei den Meridianen, auch hier mit einem hochsensiblen System zu tun haben, sollte Sie während Ihrer Arbeit immer begleiten.

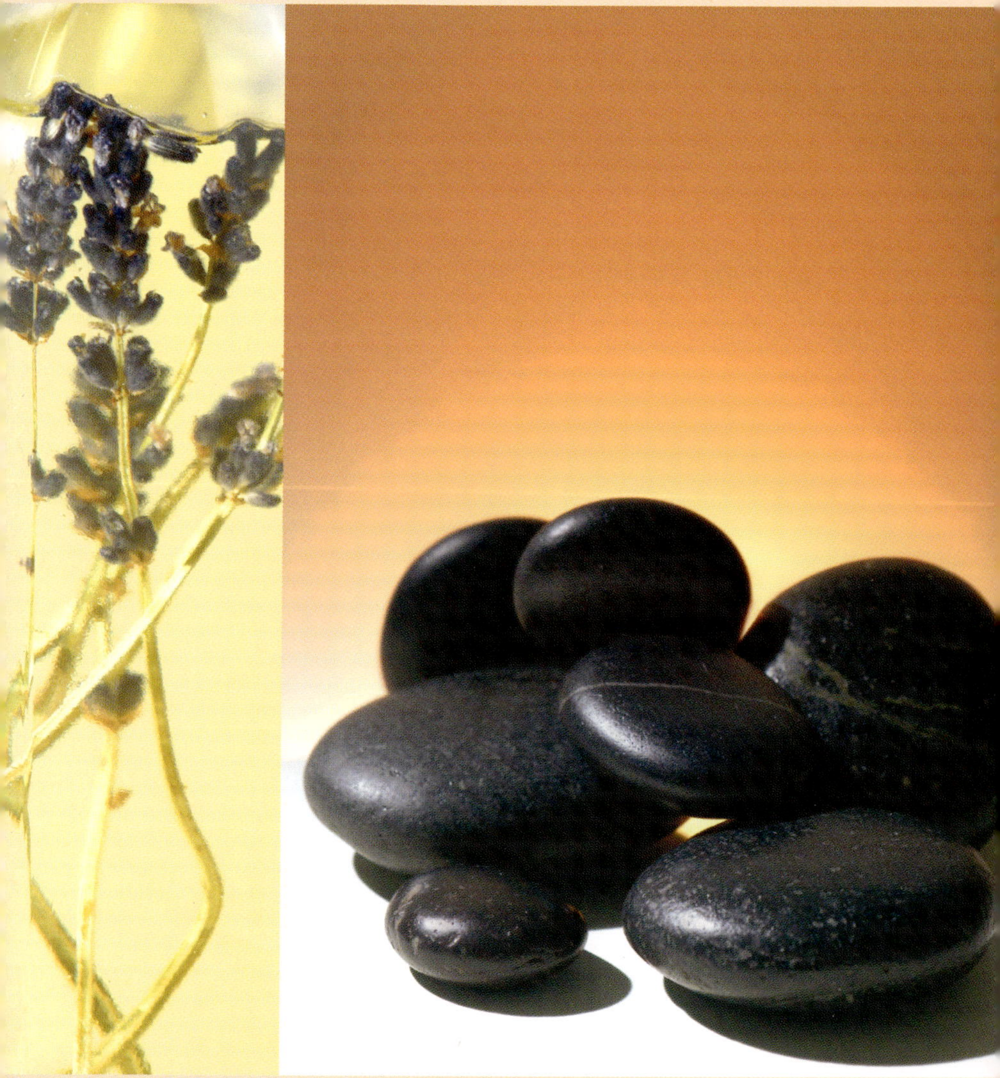

Arbeitsmaterialien

Die Dinge haben nur den Wert,
den man ihnen verleiht.

Molière

Die Steine – Basalt

Wir verwenden für die Hot Stone Massage ausschließlich Basalt. Durch seine Entstehung unter Druck und sehr großer Hitze hat Basalt einen hohen Dichtegrad und dient daher als hervorragender Wärmespeicher. Basalt besitzt ein relativ hohes Eigengewicht. Der sanfte Druck, mit dem die Steine auf dem Körper aufliegen, trägt zur wohltuenden Wirkung bei.

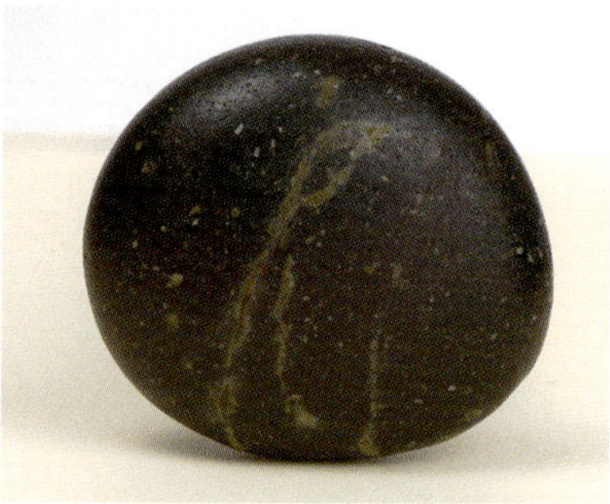

Basalt mit Peridot-Einschlüssen

Basalt ist ein feinkörniges vulkanisches Gestein, meistens von sehr dunkler Farbe, weist manchmal aber auch Braun- und Rottöne auf. Je dunkler das Material ist, desto fester und schwerer ist es auch. Mancherorts ist Basalt von kleineren Blasen durchzogen, die durch Gasansammlungen in dem noch flüssigen Magma entstanden sind. Basalt ist ein Gestein, das aus einer bunten

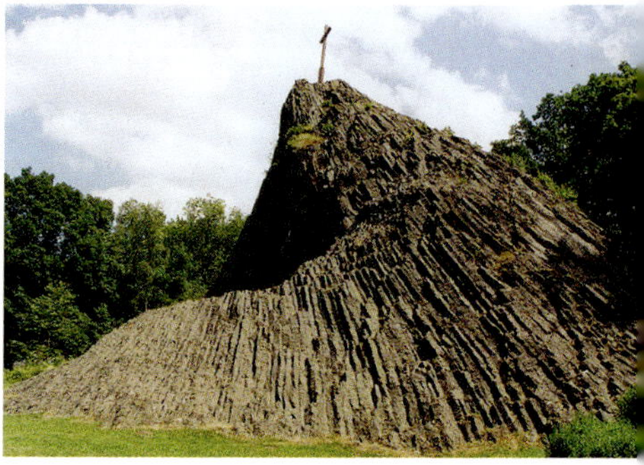

Basaltsäulen im Westerwald

Mischung von Mineralien besteht, wie zum Beispiel Plagioklas, Peridot, Pyroxen sowie calciumreichen Feldspäten. Diese Beimengungen stammen aus früheren Kristallisationen und werden quasi beim Vulkanausbruch mit an die Oberfläche gebracht. Großmassiger, langsam abgekühlter Basalt weist sechseckige säulenartige Formen auf.

Schneller erkaltete Lavaergüsse werden anhand ihrer Oberflächengestaltung in eine sich seilartig windende »Pahoehoe-Lava«, und eine scharfkantige »Aa-Lava« eingeteilt. Wie der Name »Aa-Lava« schon vermuten läßt, kann das Begehen dieser Oberfläche sehr schmerzhaft sein. Interessanterweise stammen beide in der Geologie verwendeten Begriffe aus dem Polynesischen. Die oberen Schichten des Basalts können kugelförmig verwittern und bilden somit schon die Grundform für unsere Hot-Stones.

Basalt enthält neben vielen anderen Bestandteilen die Mineralstoffe Calcium, Magnesium, Silicium und Eisen. Mineralstoffe, die auch unser Körper für Stoffwechselvorgänge braucht. Die Wirkung der Steine, die sich zusammensetzt aus Farbe, enthaltenen Mineralstoffen, Kristallstruktur und Entstehungsgeschichte der Steine, trägt so einen maßgeblichen Anteil zur Wirkung der Massage bei. Dabei werden nicht, wie oftmals vermutet, Mineralstoffe über die Haut aufgenommen, sondern diese vier Faktoren erzeugen ein bestimmtes Schwingungsmuster ähnlich wie in der Homöopathie. Diese Schwingung ist es, mit der unser menschlicher Körper in Resonanz geht und nach der er sich ausrichtet. Stellen Sie sich vor, die Ausstrahlung des Steins sei Musik, die uns gut tut, die wir gerne hören. Wir schwingen unseren Körper in diesem Rhythmus. Auf einer anderen feinstofflichen Ebene schwingt sich unser Körper, beziehungsweise schwingen sich unsere Körper (siehe Kapitel Chakren), auf die »Musik« der Steine ein.

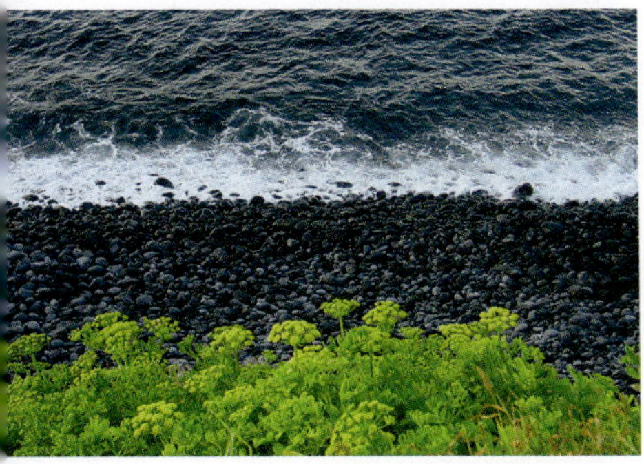

Hot Stones am Strand

Folgende steinheilkundliche Wirkungen ergeben sich aus der Zusammensetzung von Basalt:

Die Farbe

Aus der Farbenlehre wissen wir, daß Schwarz alles Licht absorbiert. Schwarze Steine wirken somit aufnehmend. Sie helfen, überschüssige Energie abzuleiten und werden erfolgreich bei der Behandlung von Schmerzen eingesetzt. Schwarz wirkt auf allen Ebenen entspannend und hilft, ganz bei sich zu bleiben, sich auf das eigene innere Wesenslicht zu konzentrieren.

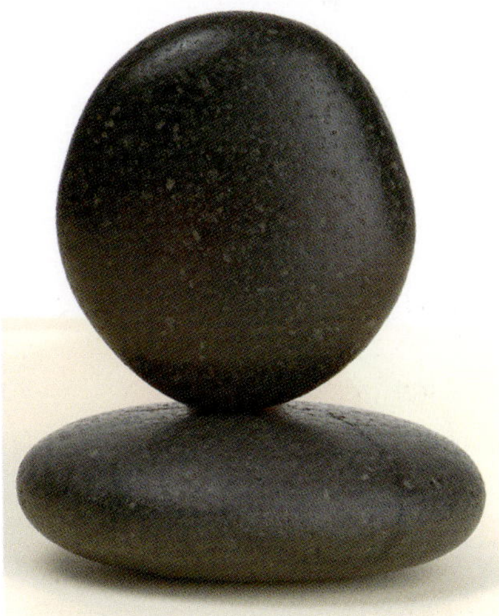

Die Mineralstoffe

Silicium kräftigt das Bindegewebe und festigt Haut, Haare und Nägel. Es unterstützt verschiedene Immunreaktionen in den Körperflüssigkeiten und hilft somit auch bei häufigen Erkältungen. Silicium wirkt entzündungshemmend, fördert die Wundheilung, verhindert Narbenbildung und beugt allgemein Alterungsprozessen vor. Es hilft bei Erschöpfungszuständen, Überempfindlichkeit und sorgt so für inneres Wohlgefühl. Silicium vermittelt Stabilität und Sicherheit.

Calcium fördert den Aufbau und die Festigkeit von Gewebe, Knochen und Zähnen. Calcium spielt eine wichtige Rolle im Reizleitungssystem von Nerven zu Organen und Muskeln und wirkt sich positiv auf die Herztätigkeit aus. Calcium wirkt fördernd und ausgleichend auf körperliche, seelische, mentale und geistige Entwicklungsprozesse. Calcium stabilisiert und gibt inneren Antrieb.

Magnesium wirkt krampflösend, muskelentspannend, hilft bei Verspannungskopfschmerzen und bei Migräne. Es steigert die Durchblutung, verbessert die Leistung des Herzens und beugt Gewebs- und Gefäßverkalkungen vor. Magnesium wirkt beruhigend und erhöht die Belastbarkeit. Es vermittelt eine fröhliche, optimistische Lebenshaltung.

Eisen ist notwendig für die Bildung von Hämoglobin und der roten Blutkörperchen. Eisen erhöht den Sauerstoffgehalt in Muskeln und Organen und fördert damit die Vitalität. Eisen unterstützt das Immunsystem und stärkt unseren Willen und unser Durchsetzungsvermögen.

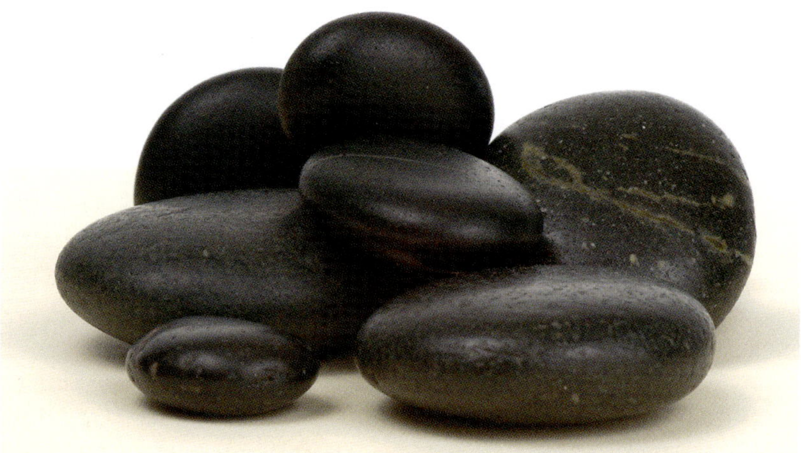

Die Entstehung

Basalt gehört zu den sogenannten Primärgesteinen, da er direkt aus flüssiger Lava entsteht. Primärgesteine fördern die Fähigkeit, unser eigenes inneres Potential zu entdecken. Sie bringen die Erkenntnis, welche bisher unentdeckten Kapazitäten in uns stecken.

So wie die vorhandenen Mineralstoffe in der flüssigen Lava bestimmen, welches Mineral entsteht, helfen die Primärgesteine zu erschließen, welche Veranlagung in uns vorhanden ist, was von Beginn an in uns steckt und entwickelt oder ausgelebt werden will. Da Vulkangesteine vergleichsweise schnell gebildet werden, unterstützt uns Basalt darin, das erkannte Potential unverzüglich in die Tat umzusetzen.

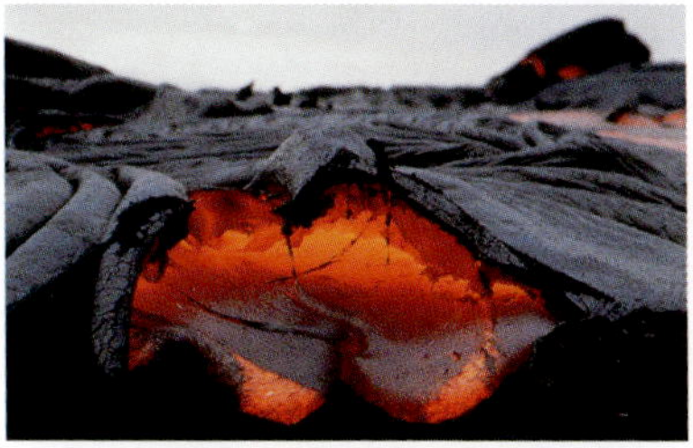

Lavastrom auf Hawaii

Die Kristallstrukturen

Die Mineralogie kennt acht verschiedene Kristallstrukturen, die aus dem inneren atomaren Aufbau der Mineralien hervorgehen und bei Kristallen im äußeren Erscheinungsbild sichtbar werden. Diese Kristallstrukturen basieren auf den sieben geometrischen Grundformen Quadrat (kubisch), Sechseck (hexagonal), Rechteck (tetragonal), Dreieck (trigonal), Raute (rhombisch), Parallelogramm (monoklin) und Trapez (triklin). Als seltene Ausnahme gibt es außerdem ein paar Mineralien ohne regelmäßige innere Struktur. Diese werden »amorph« genannt. Kristallstrukturen spiegeln in der steinheilkundlichen Betrachtung wider, wie wir unser Leben wahrnehmen und gestalten; wie wir es leben, durch welche Brille wir die Welt betrachten. Ist unser Lebensstil von Empfindungen, Gefühlen, Stimmungen und emotionalem Handeln geprägt, oder ist unser Dasein eher von Vernunft, Verstand, Geisteskraft, analytischem Denken und Rationalität gekennzeichnet? Führt jemand zum Beispiel ein von großer Ordnung geprägtes Leben, nennen wir dies einen kubischen, also quadratischen Lebensstil. Der amorphe Lebensstil beschreibt genau das Gegenteil, nämlich ein Leben, in der die persönliche Freiheit und Impulsivität eine große Rolle spielen. So kennzeichnet jede Kristallstruktur spezifische Charakterzüge und Eigenheiten.

Basalt kann keiner eindeutigen Kristallstruktur zugeordnet werden, da es sich, wie schon erwähnt, um ein Gestein, also ein Gemenge verschiedener Mineralien, handelt. Interessanterweise finden sich hier aber am häufigsten die drei Strukturen rhombisch, monoklin und triklin; drei Strukturen, die, im Gegensatz zu den verstandesbetonten Strukturen kubisch, hexagonal und tetragonal, Themen des emotionalen Bereiches ansprechen. Die im Basalt vorhandenen Strukturen helfen daher einerseits, tief zu entspannen und loszulassen, andererseits unterstützen sie die Fähigkeit, eine tiefe innige Verbindung mit uns selbst und anderen zu erfahren. Basalt hilft, eigene Interessen und Wünsche zu erkennen und stärkt uns den Rücken, diese auch zu leben. Er hilft, unsere hellen Sinne zu schulen und gibt uns die Kraft, uns auf unsere Intuition zu verlassen.

So schließt sich wieder einmal ein Kreis. Der Kreis von der an sich schon wohltuenden Massageanwendung mit warmen Steinen zur energetischen Wirkung des Basalts aus steinheilkundlicher Sicht.

Fundorte
Die Inseln Hawaii sind durch Vulkantätigkeit im Pazifischen Ozean entstanden. Hawaii liegt weitab von jeder kontinentalen Landmasse, dadurch sind die Inseln den starken pazifischen Winden schutzlos ausgeliefert. In Tausenden von Jahren haben die Winde und der

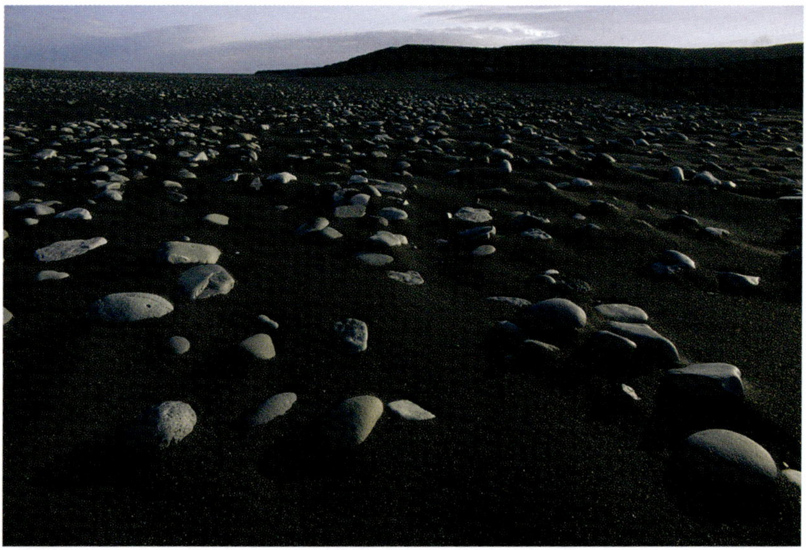

Hot Stones auf Hawaii

Regen die Basaltsteine geglättet und poliert. Deshalb sind die ursprünglich verwendeten Steine fast völlig glatt und gut zu Massagezwecken zu nutzen.

Original Hawaiian Hot Stones sind völlig naturbelassen, von Hand gesammelt und stammen von einem der schönsten und spirituellsten Plätzen der Welt. Wer je Hawaii besucht hat, weiß die schönen Strände, die majestätischen Berge, den klaren blauen Pazifischen Ozean und den »Great Spirit of Aloha« dieser Inseln zu schätzen.

Für die Hot Stone Massage gibt es heute eine Vielzahl von Massagevarianten sowie ein überaus großes Angebot an Behandlungs-Steinen. Nicht immer haben wir es dabei mit original hawaiianischem Basalt zu tun, auch wenn er als solcher angeboten wird. Der Hauptanteil der Steine wird heute in chinesischen Fabriken hergestellt. Sofern es sich tatsächlich um Basalt handelt, wirken diese Steine auch in der gewünschten Form. Da viele Hot Stones jedoch nicht im Naturstein- oder Mineralienhandel, sondern in anderen Branchen umgesetzt werden, kursieren neben Basalt auch allerlei andere Gesteine. Dunkle Vulkangesteine ähnlicher Dichte sind dabei durchaus akzeptabel, ebenso das Tiefengestein Gabbro, das aus demselben Magma stammt,

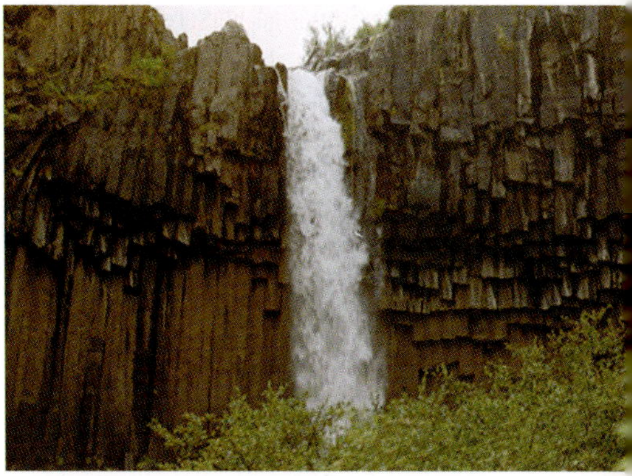

Basaltsäulen am Svartifoss-Wasserfall in Island (Foto: A. Partz)

welches an der Erdoberfläche zur Basalt-Lava wird. Doch leider wird oft auch auf unlautere Weise »nachgeholfen«: Sollte sich das Wasser in Ihrem Wärmegerät bei den ersten Anwendungen z. B. schwarz färben, können Sie sicher sein, daß Sie keine Original Hawaiian Hot Stones oder vergleichbare Steine aus echtem Basalt besitzen.

Grundsätzlich empfiehlt es sich, die Hot Stones bei einem Händler ihres Vertrauens zu erwerben.

Basalt gibt es weltweit! Imitationen sind daher eigentlich völlig überflüssig. Natürliche Basaltkiesel, die den hawaiianischen gleichen, finden sich z. B. auf den Kanaren, in Island, in Süditalien, an der Ostküste Australiens und in vielen anderen Vulkanregionen der Welt. Wunderschöner naturgeschliffener

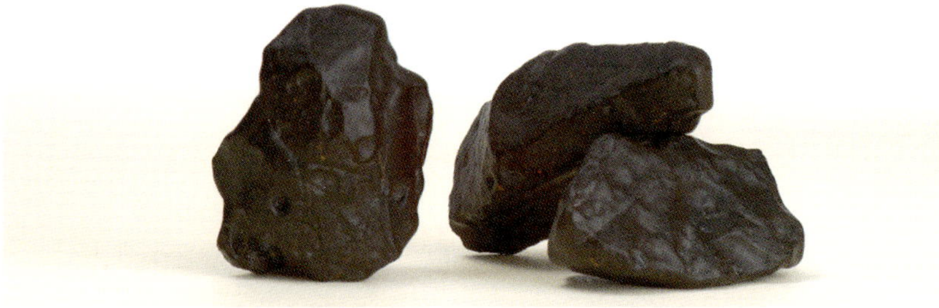

Argentinischer Basalt (Ventifaz)

Basalt ist auch am südlichsten Zipfel Argentiniens in Patagonien (auch bekannt als »Feuerland«) zu finden. Die Einheimischen nennen diese Steine »ventifaz« was soviel bedeutet wie »Windgesichter« (»venti« = »Wind«, »faz« = »Antlitz«).

Sie haben allerdings eine etwas unregelmäßige Oberfläche und eignen sich daher besser zum Auflegen als zum Massieren.

Eine sichere Alternative zu den naturgeformten Steinen kann heimischer, in Deutschland verarbeiteter Basalt sein, der ganz glatt polierte Oberflächen hat und sich durch seine flache Form besonders gut zum Unterlegen eignet.

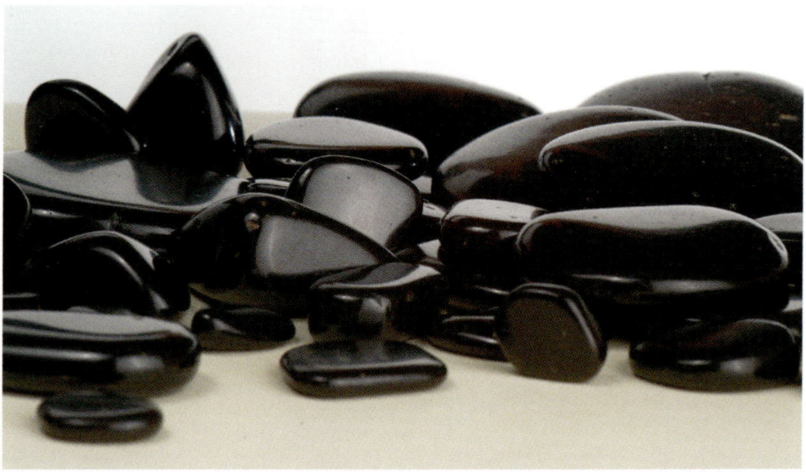

Basalt aus Deutschland

Die Auswahl der Massageöle

Die Wirkung der Hot Stone Massage ist abhängig vom Können und der inneren Einstellung der Person, welche die Behandlung durchführt, der Qualität der Steine sowie der Auswahl und der Qualität des Massageöles.

Öl ist für den Körper Nahrung und hat zugleich eine entgiftende Wirkung. Es wirkt auf den inneren Organismus, indem es über die Haut aufgenommen wird. Für die Massage sollte ein Öl ausgesucht werden, das die Sinne der zu massierenden Person anspricht: Es sollte ihr auf der Haut angenehm sein, und sie muß es gut riechen können. Für die Hot Stone Massage empfiehlt sich ein allgemein gut verträgliches, weiches Öl wie beispielsweise Mandelöl, Jojobaöl, Macadamianußöl oder Olivenöl. Eine entspannende, beruhigende, ausgleichende und aufhellende Wirkung haben zum Beispiel Johanniskrautöl oder Nachtkerzenöl. Beide Öle kann man als Zusatz (etwa 1/3 der Gesamtmenge) mit den oben genannten Ölen mischen.

Es ist wichtig, qualitativ hochwertige Öle zu verwenden, die man entweder in Bioläden oder im Fachhandel erhält. Die Öle sollten kalt gepreßt, möglichst

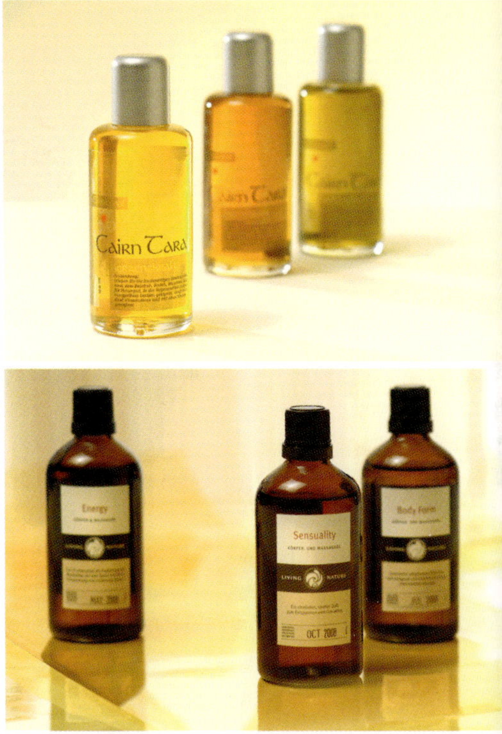

Hochwertige Massageöle

aus erster Pressung und soweit als möglich naturbelassen sein. Nur so ist gewährleistet, daß in diesen Ölen noch alle Vitamine und Mineralien enthalten sind.

Mandelöl

Die Samen zur Ölgewinnung stammen von den Steinfrüchten des 4 - 7 m hoch werdenden Mandelbaumes. Mandelöl gehört zu den klassischen Ölen des Altertums und war damals eine wahre

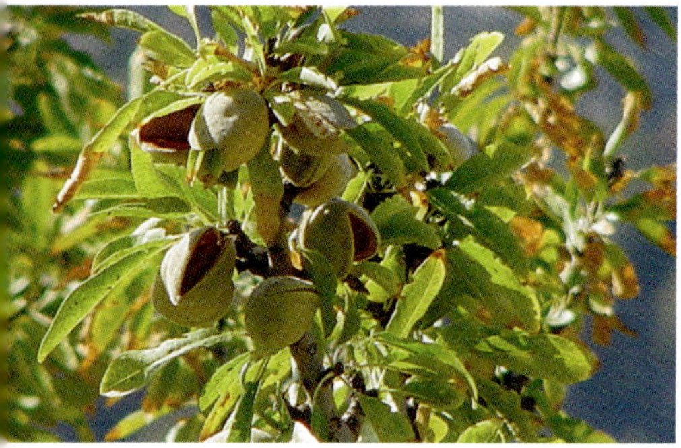

Kostbarkeit. Es zeichnet sich durch seine besondere Milde und gute Verträglichkeit aus, ist reich an Vitamin E und hervorragend dazu geeignet, den Teint zu klären und trockene Haut zu verbessern. Mandelöl schützt und pflegt die Haut und gibt ein schönes, weiches Hautgefühl. Auf irritierte Hautpartien aufgetragen, wirkt es reizberuhigend. Außerdem bietet es sehr gute Gleiteigenschaften und wird nur langsam von der Haut aufgenommen. Dadurch eignet es sich ganz hervorragend als Massageöl. Bei einer Allergie auf Nüsse sollte Mandelöl vorsichtshalber nicht angewandt werden.

Jojobaöl

Der Unterschied zwischen Jojoba und anderen Ölen besteht darin, daß es eher ein flüssiges Wachs als ein Öl ist. Das Jojobaöl wird aus der Nuß eines bis zu drei Meter hohen Busches gepreßt, der in den Wüstengegenden der USA und Mexiko wächst. Indianer und Azteken wandten Jojobaöl als »Allroundheilmittel« bei Hauterkrankungen, Augenentzündungen, Halsentzündungen und vielen anderen Beschwerden an. Auch für die Haut- und Haarpflege wurde es schon damals benutzt. Jojobaöl hat einen natürlichen Lichtschutzfaktor 4, dringt schnell in die Haut ein und

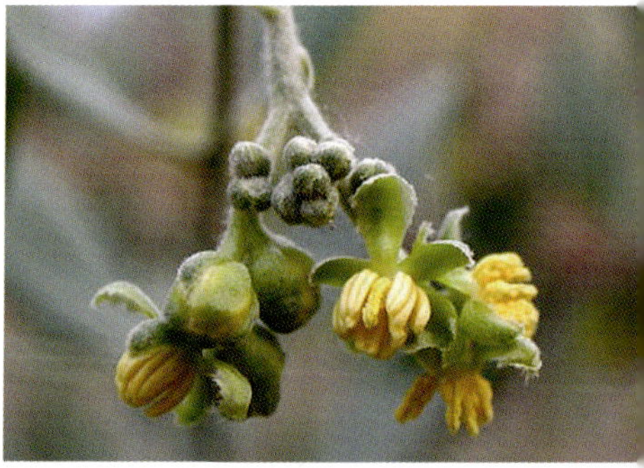

macht sie geschmeidig und samtweich. Gleichzeitig ist es durch seine Fettsäuren ein hervorragendes Pflegeöl, das die Haut schützt, glättet und elastisch macht und das Rückhaltevermögen für die Feuchtigkeit der Haut erhöht. Es eignet sich für jeden Hauttyp: bei trockener, wie bei fetter und unreiner Haut. Dieses hochwertige Öl besitzt einen hohen Gehalt an den Hautvitaminen E und F, Mineralstoffen und natürlichen Nähr- und Pflegestoffen. Es ist eines der wenigen Öle, welches das Fettgewebe nicht nährt und ist zudem ein Geheimtip bei angegriffenem und sprödem Haar, Haarausfall und Spliß.

Macadamianußöl

Das Öl der »Königin der Nüsse« hat seinen Ursprung in Hawaii, Australien sowie in der Südsee und findet in der Kosmetik viele Anwendungsmöglichkeiten. Macadamianußöl ist für alle Hauttypen geeignet und es gilt als Ersatz für das Nerzöl. Das besondere am Macadamianußöl ist sein hoher Anteil an Palmidoleinsäure. Die Palmidoleinsäure kommt fast nur in tierischen Fetten vor und hat eine ähnliche Zusammensetzung wie unsere hauteigenen Fettsäuren, was das Öl besonders verträglich macht. Mit Macadamianußöl gepflegte Haut wird widerstandsfähiger, und Verhornungen werden reguliert. Da es nur

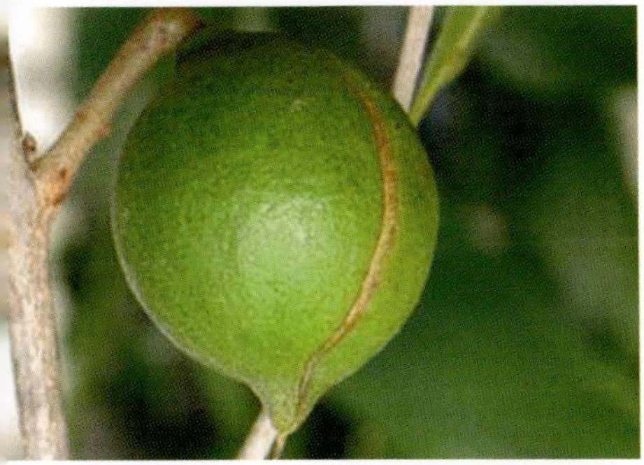

langsam in die Haut einzieht, eignet es sich hervorragend als Massageöl für die gewebsstraffende Massage. Es pflegt spröde, trockene Haut, aktiviert den Hautstoffwechsel, hilft Feuchtigkeit zu speichern und hinterläßt einen seidigen Glanz und ein wunderbar samtig, weiches Gefühl auf der Haut.

Olivenöl

Nicht unbedingt das teuerste kosmetische Körperöl ist nötig, um den Ansprüchen der Haut und Haare Genüge zu leisten. Hochwertiges, reines Olivenöl bringt alle Voraussetzungen mit, um als Körperpflegemittel zu dienen. Es entspricht in seiner Fettsäurezusammen-

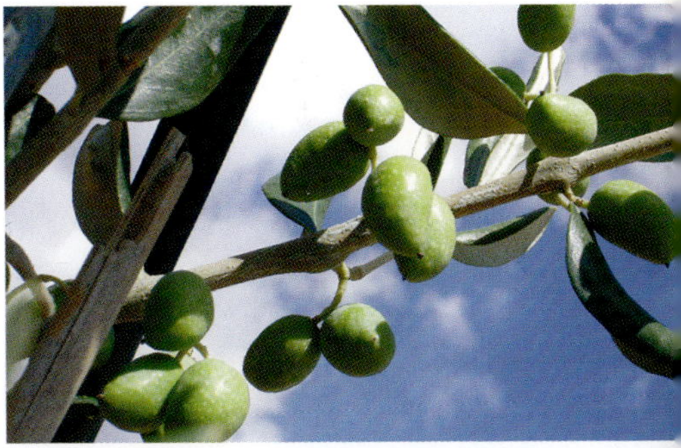

setzung fast derjenigen des Unterhautfettgewebes. Das im Olivenöl enthaltene natürliche Vitamin E fördert die Elastizität und Belastbarkeit der Haut. Wird es in warmem Wasser leicht erwärmt, verstärkt sich die pflegende Wirkung. Auch in der Naturheilkunde findet das Olivenöl Verwendung – als Basisöl zur Herstellung von Ölauszügen, wie beispielsweise dem Johanniskrautöl, und als Massage- und Hautpflegeöl. Wenn menschlichen Zellen Olivenöl zugeführt wird, macht es die Zellmembran stabiler und weniger anfällig gegen die Zerstörung durch »Freie Radikale«. Olivenöl wirkt dabei als natürliches

Antioxidant und ist allgemein gut verträglich.

Johanniskrautöl

Johanniskrautöl ist ein Mazerat aus Blüten des getüpfelten Johanniskrautes. Mazerate sind Pflanzenöle, in denen eine Heilpflanze im Öl einige Zeit der Sonne ausgesetzt und ihre Wirkstoffe sich in das Pflanzenöl übertragen haben. Bereits im Mittelalter galt das Johanniskraut in Europa als magische Pflanze zur Abwehr von Krankheiten und Unheil. Ärzte setzten das Kraut zur Wundbehandlung, bei Muskelverspannungen, Blutergüssen, Frostbeulen, Verbrennungen und Niedergeschlagenheit ein. Auf der Haut wirkt es beruhigend, klärend, antiseptisch und entzündungshemmend. Es eignet sich deshalb zur Behandlung von trockener, nervöser, sensibler und zu Allergien neigender Haut. Das Öl wirkt auch auf der seelischen Ebene durch seine beruhigende, stimmungsaufhellende Wirkung. An trüben Wintertagen hat man deshalb das Gefühl, mit dem Öl ein wenig Sonne und Wärme auf die Haut zu zaubern. Diese Eigenschaften machen es für alle Arten von Streßbehandlungen interessant. Da Johanniskraut phototoxische Eigenschaften hat, sollte man sich nach der Massage keiner direkten Sonneneinstrahlung aussetzen.

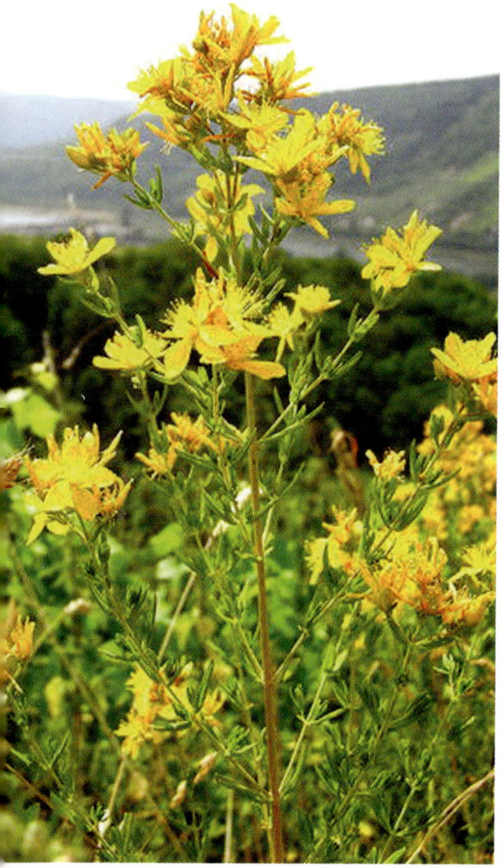

Nachtkerzenöl

Die Nachtkerze bekam ihren Namen, da sie ihre Blütenkelche erst am Abend öffnet, so daß die Bestäubung durch Nachtfalter erfolgt. Das Nachtkerzenöl ist besonders reich an ungesättigten Fettsäuren, darunter die Gammalinolensäure (GLA) mit einem Anteil von ca.

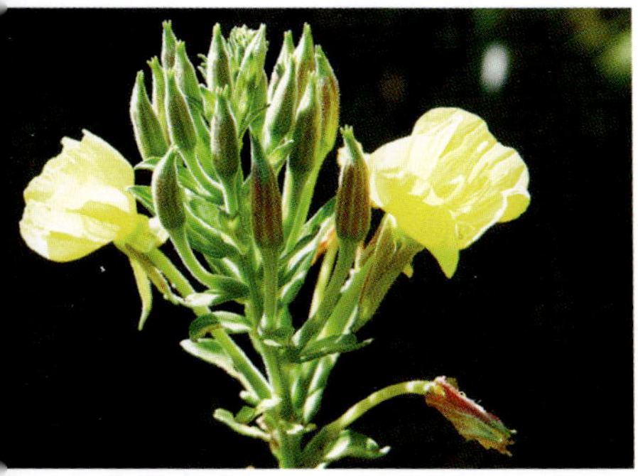

10%. Gammalinolensäure dient dem Aufbau körpereigener Stoffwechselregulationen und hat dadurch sehr hautregenerierende Eigenschaften. Das kalt extrahierte Nachtkerzenöl enthält wichtige Aminosäuren, Mineralien sowie Vitamine. Darunter auch Vitamin E, das die natürliche Rolle einer antioxidativen Substanz spielt. Es wirkt allgemein positiv auf die Hautfunktionen ein und vitalisiert die Haut. Es eignet sich insbesondere für die Pflege bei Neurodermitis und Schuppenflechte. Als Beigabe zu Massageölen wirkt es wie ein Nerventonikum, entspannend und beruhigend.

Ätherische Öle in der Hot Stone Massage

Die oben genannten Basisöle können für die Hot Stone Massage auch mit ätherischen Ölen angereichert werden. Die erlesenen, hochwertigen ätherischen Öle in den Basisölen wirken herzöffnend und beruhigend auf die Psyche sowie pflegend, regenerierend und vitalisierend auf die Haut. So werden Körper, Geist und Seele gleichermaßen berührt.

Ätherische Öle sind hoch konzentrierte Extrakte aus Pflanzen, die mittels Wasserdampfdestillation, Pressung aus Schalen oder Extraktion gewonnen werden. Jede Pflanze hat bestimmte Eigenschaften und Qualitäten. Viele davon können als natürliche Heilmittel dem Menschen zugute kommen. Im ätherischen Öl ist die Wirkung, sozusagen das Wissen der Pflanze in konzentrierter, feinstofflicher Form lebendig. Jedes ätherische Öl hat seinen besonderen Duft und seine eigene Ausstrahlung. Aromatherapie erfüllt in idealer Weise den Wunsch nach einer ganzheitlichen Therapie, da sie nicht nur die körperlichen Symptome, sondern auch den Geist und die Seele des Heilungssuchenden anspricht. Einige ätherische Öle sind sogar als Natur-Arzneimittel registriert, wie Eukalyptus, Pfefferminze und Kiefernnadel. Ebenso bekannt sind Rose, Neroli und Lavendel für ihre angenehm ausgleichenden Eigenschaften. Die hervorragenden kosmetischen Wirkungen der ätherischen Öle werden schon seit Kleopatra gerühmt. Ätherische Öle können die Haut desinfizieren, das Zell- und Gewebswachstum anregen,

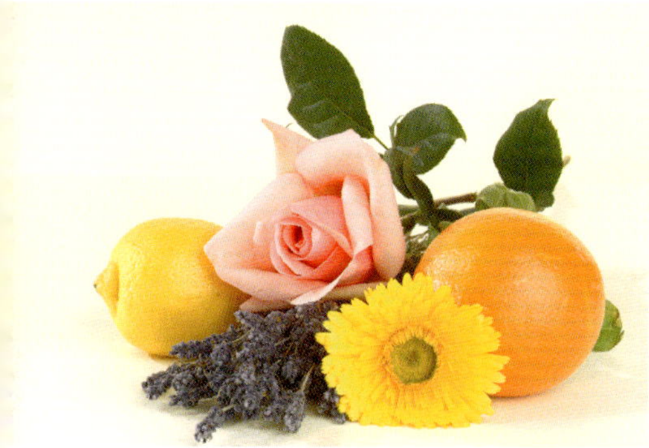

Entzündungen und Mykosen der Haut hemmen, die Lymphe entstauen, das Bindegewebe stärken und den Energiefluß im Körper stimulieren.

Wirkungsweise der ätherischen Öle

Ätherische Öle besitzen eine sehr leichte Molekülstruktur, die es ihnen möglich macht, in tiefere Körperstrukturen einzudringen. Von hier aus verteilen sie sich im Blutkreislauf, werden von der Lymph- und Zellflüssigkeit, den Nervenbahnen und dem Fett- und Muskelgewebe aufgenommen und über die Lungen und Nieren wieder ausgeschieden. Über die Nase aufgenommen, gelangen ätherische Öle zu den Riechnerven. Diese wandeln die Informationen um in elektrochemische Signale und leiten sie weiter in das Gehirn. Die Gehirnregion, welche die Gefühlsreaktionen auf Umwelteinflüsse steuert, steht in enger Beziehung zur Hormonproduktion und dem Immunsystem des Körpers. Dies zeigt: Ätherische Öle verteilen sich sehr schnell im Körper und können so ihre Wirkung auf den gesamten Organismus entfalten. In größeren Mengen wirken ätherische Öle toxisch, besonders auf die Nieren, die Leber und das zentrale Nervensystem. Aufgrund dieser Tatsache sollte jeder, der mit ätherischen Ölen arbeiten möchte, über Grundkenntnisse in Aromakunde verfügen und genau wissen, welche Wirkung die Öle auf die Haut und die Psyche haben (z. B. beruhigend, anregend, ausgleichend oder entzündungshemmend) und wie sie sich in Kombination mit anderen ätherischen Ölen auswirken. Zum Beispiel wirkt Lavendel mit Bergamotte und Grapefruit eher anregend, hingegen wirkt Lavendel mit Neroli und Rosenholz eher beruhigend.

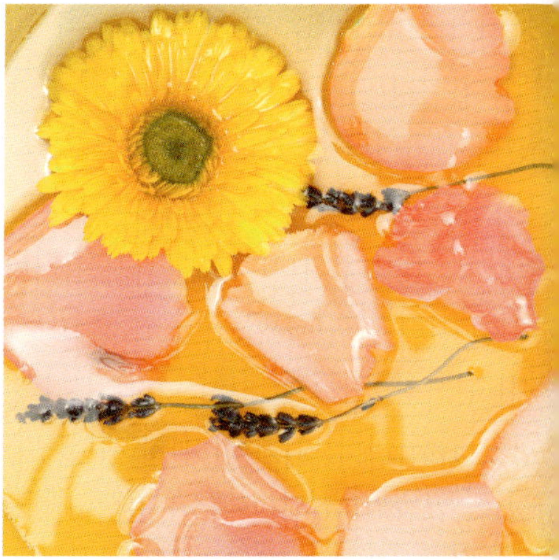

Auch hier ist es wichtig, qualitativ hochwertige Öle zu verwenden. Die Deklaration auf den einzelnen Etiketten gibt einen Hinweis auf die Qualität des Flascheninhalts. Die ätherischen Öle sollten 100% naturrein und möglichst aus kontrolliert biologischem Anbau oder Wildsammlung stammen. Seriöse Hersteller unterziehen ihre Produkte einer regelmäßigen, relativ kostenintensiven Prüfung. Das Verfälschen ätherischer Öle, vor allem in höherer Preiskategorie wie z. B. beim Rosenöl, kann sehr gewinnbringend sein. Möglichkeiten der Verfälschung bestehen durch den Zusatz von anderen ätherischen Ölen oder synthetischen Riechstoffen.

Erhebliche Preisabweichungen sollten immer Anlaß zur kritischen Nachfrage sein. Ätherische Öle sollten kühl und lichtgeschützt aufbewahrt werden, in Braunglas- oder Violettglasflaschen behalten sie in der Regel etwa drei Jahre ihre Qualität.

Hier nur einige Beispiele von ätherischen Ölen, die sich gut für die Hot Stone Massage eignen:

Orange ***(Citrus sinensis)***

Die Orange liefert eines der beliebtesten Aromaöle mit hohem therapeutischem Wert. Das Orangenöl enthält viel Vitamin C und Carotin (Provitamin A).

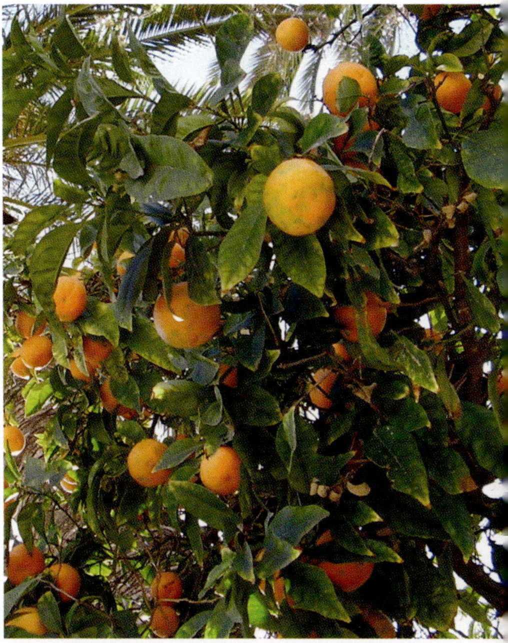

Forschungen haben bestätigt, daß Orangenöl die Zirbeldrüse stimuliert, die das lichtabhängige Hormon Melatonin produziert. Das aus den Orangenschalen gewonnene Öl speichert in sich die erhellende, wärmende Energie der Sonne und bringt Licht in dunkle Stimmungslagen. Auf der Haut wirkt es pflegend und beruhigend, besonders bei trockener, gereizter und unreiner Haut. Es regt den Lymphfluß an und entstaut das Gewebe, fördert die Durchblutung und pflegt die Altershaut sowie auch spröde und verhornte Hautstellen. Auf Magen und Darm hat Orangenöl eine beruhigende Wirkung.

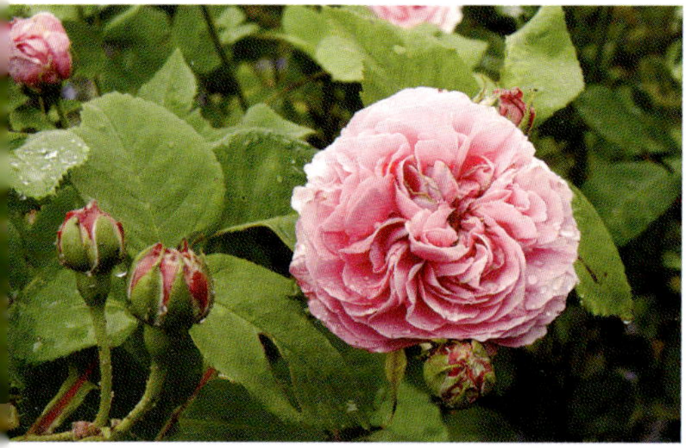

Rose *(Rosa damascena)*

Die Damaszenerrose wird überwiegend in Frankreich und Marokko angebaut.

Diese robuste Rose ähnelt im Aussehen der Heckenrose, ist sehr mild und hat die geringste Toxizität aller Öle. Rosenessenz ist ein kostbares Schönheitsmittel. Um 1kg reines Rosenöl zu gewinnen, benötigt man 3500 - 5000 kg frisch erblühte, handgesammelte Rosenblüten.

Auf der Haut wirkt Rosenöl vor allem tonisierend auf die Gefäße und fördert das Wachstum neuen Gewebes, es harmonisiert das Hautrelief, lindert Rötungen und Reizungen und hemmt Entzündungen. Rosenöl reinigt, klärt, heilt und eignet sich für alle Hauttypen, ganz besonders gut für entzündete, trockene und empfindliche Haut.

Die *Rosa damascena* öffnet das Herz für Schwingungen von Liebe, Menschlichkeit und Mitgefühl. In Krisensituationen, bei emotionalen Tiefs, bei der Trauerverarbeitung und bei der Sterbebegleitung ist die Rose eines der wichtigsten Mittel der Aromatherapie.

Lavendel *(Lavendula angustifolia)*

Die besten Anbaugebiete des Lavendels liegen in den südlichen Höhenlagen Frankreichs zwischen 800 und 1200 Metern. Beim Kauf von Lavendelöl sollte man auf die Bezeichnungen »Echter Lavendel, Lavendel angustifolia« achten. Denn es könnte sich sonst um das weniger für Heilzwecke geeignete Lavandin handeln, das eher anregend als beruhigend wirkt. Auf der Haut wirkt Lavendelöl entzündungshemmend, antiseptisch und regenerationsfördernd. Es fördert die Bildung von neuen Hautzellen und verringert die Narbenbildung. In der Naturkosmetik schätzt man die milde, ausgleichende und durchblutungsfördernde Wirkung des Lavendelöls auf die Haut. Es eignet sich für alle Hauttypen, besonders für trockene Haut. Die Essenz entstaut die Haut, da sie den Lymphfluß anregt, sie

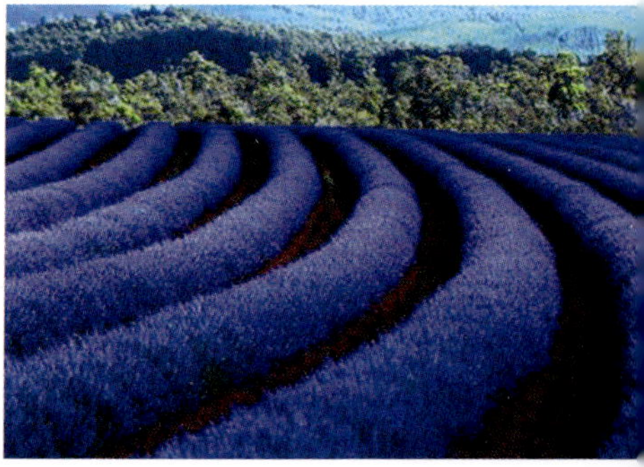

fördert die Bildung von weißen Blutkörperchen, wirkt abwehrsteigernd und zugleich antiseptisch auf die Luftwege. Auf der psychischen Ebene stärkt Lavendel die Nerven, beruhigt und hilft Spannungen, wie Schlafstörungen, Ärger und Beklemmungen, abzubauen.

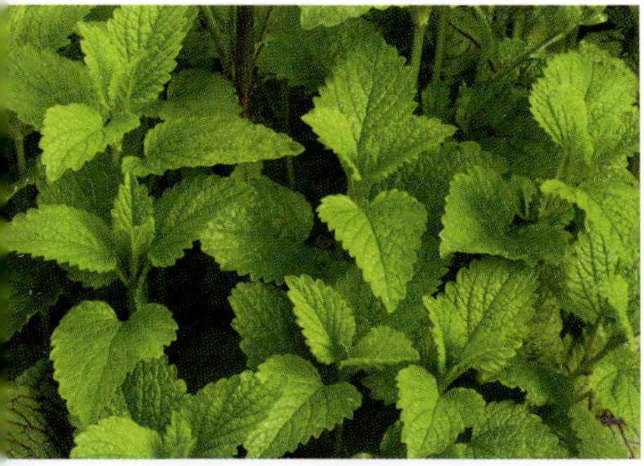

Melisse *(Melissa officinalis)*
Ursprünglich stammt die Melisse aus dem Mittelmeergebiet und dem Orient. Heute ist sie in ganz Europa verbreitet. Das Öl wirkt stark krampflösend, entblähend, hormonell ausgleichend und antiviral. Auf die Haut wirkt es ausgleichend, entzündungshemmend und antiallergisch.

Wissenschaftlich anerkannt ist die nervenberuhigende Wirkung, und so wird es bei Schlaflosigkeit, Streß, Ärger und Traurigkeit angewandt. Melissenöl sollte während einer Schwangerschaft und homöopathischen Behandlungen nicht angewandt werden.

Sandelholz *(Santalum album)*
Sandelholz ist in Ostindien beheimatet. Der Duft ist bei Männern und Frauen gleichermaßen beliebt. Im Handel wird häufig das sogenannte Westindische oder Amyrisöl angeboten. Es ist deutlich preiswerter, hat jedoch eine viel schwächere Wirkung. In seiner Heimat ist Sandelholz ein wichtiges Heilmittel des Ayurveda, der traditionellen indischen Medizin.

Es ist sehr mild und schafft Linderung bei trockener, entzündeter, juckender und unreiner Haut. Sandelholz stärkt das Bindegewebe, wirkt tonisierend auf die Muskulatur, entstauend auf das Lymphsystem und anregend auf den Hautstoffwechsel. Sein Duft ist als aphrodisierend bekannt, daher wird es gerne zur Partnermassage (in Verbindung mit Jasmin und Grapefruit) verwendet. Eine Massage mit Sandelholzöl ist besonders gut für Menschen, die aus dem Gleichgewicht geraten sind.

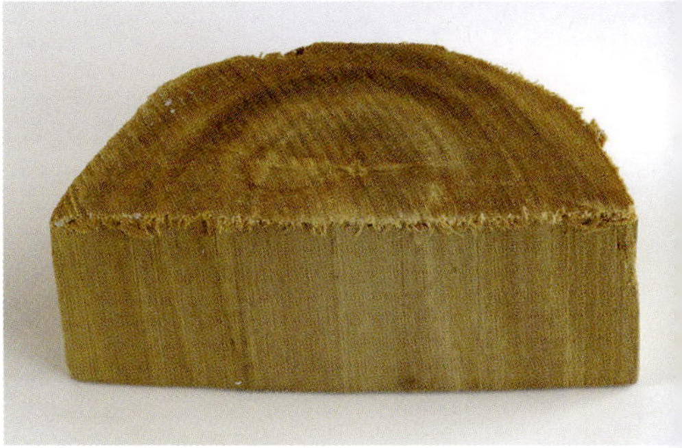

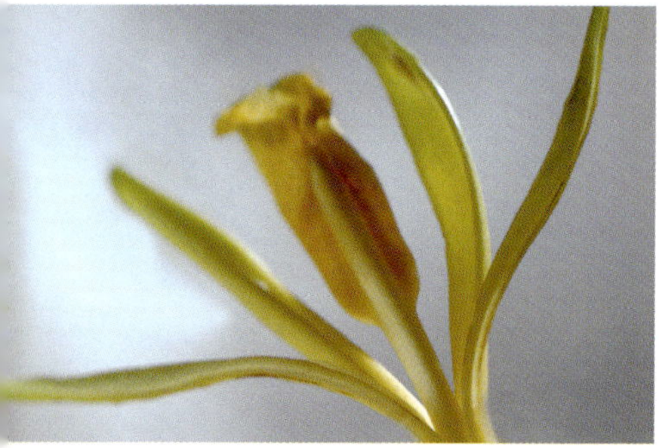

Vanille *(Vanilla planifolia)*
Die Vanille ist die Schote einer ursprünglich aus Lateinamerika kommenden Kletterorchidee. Frisch ist die Vanilleschote geruchlos, erst durch den Fermentationsprozeß entstehen die dunkle Farbe und der balsamisch süße Duft. Die Vanille verleiht Energie, wirkt aufbauend, antiseptisch und anregend auf die Verdauung. Viele Menschen schätzen das Besänftigende der Vanille auf Geist und Seele, das beruhigt und Trost spendet. Nicht umsonst greifen viele Menschen bei Ärger oder Frust zu vanillehaltigen Süßigkeiten.

Massageölmischungen
Für die Hot Stone Massage können Sie entweder eine einfache Mischung aus einem Basisöl (z. B. Mandel-, Jojoba-, oder Macadamianußöl) und einem ätherischen Öl (z. B. Melisse oder Sandelholz) herstellen oder dem Basisöl eine Kombination mehrerer ätherischer Öle beifügen.

Ätherische Öle werden in Kopfnoten, Herznoten und Basisnoten eingeteilt. Kopfnoten sind frische, leicht flüchtige Düfte. Typische Vertreter sind z. B. Orange und alle Zitrusdüfte. Herznoten bestimmen das Thema einer Duftmischung. Zumeist sind es weiche, intensive Düfte, »die ans Herz gehen«. Hierzu gehören beispielsweise die Rose, Lavendel oder Melisse. Basisnoten sind jene Essenzen, die noch am Abend riechen, wenn sie am Morgen aufgetragen wurden. Sie sind balsamische, erdige und langanhaltende Düfte. Hier wären z. B. Sandelholz und Vanille angesiedelt. Eine gelungene Mischung enthält in der Regel Kopfnote, Herznote und Basisnote.

Die ätherischen Öle werden zu den Basisölen hinzugefügt. Auf 50 ml Basisöl sollten Sie maximal 10 - 15 Tropfen ätherisches Öl geben. Bei diesem Mischungsverhältnis ist in der Regel eine gute Hautverträglichkeit gewährleistet. Dennoch ist es bei diesen Zubereitungen stets ratsam, auf allergische Reaktionen zu testen. Tragen Sie das Öl zunächst auf ein kleines Hautareal auf, bevor Sie den ganzen Körper einölen!

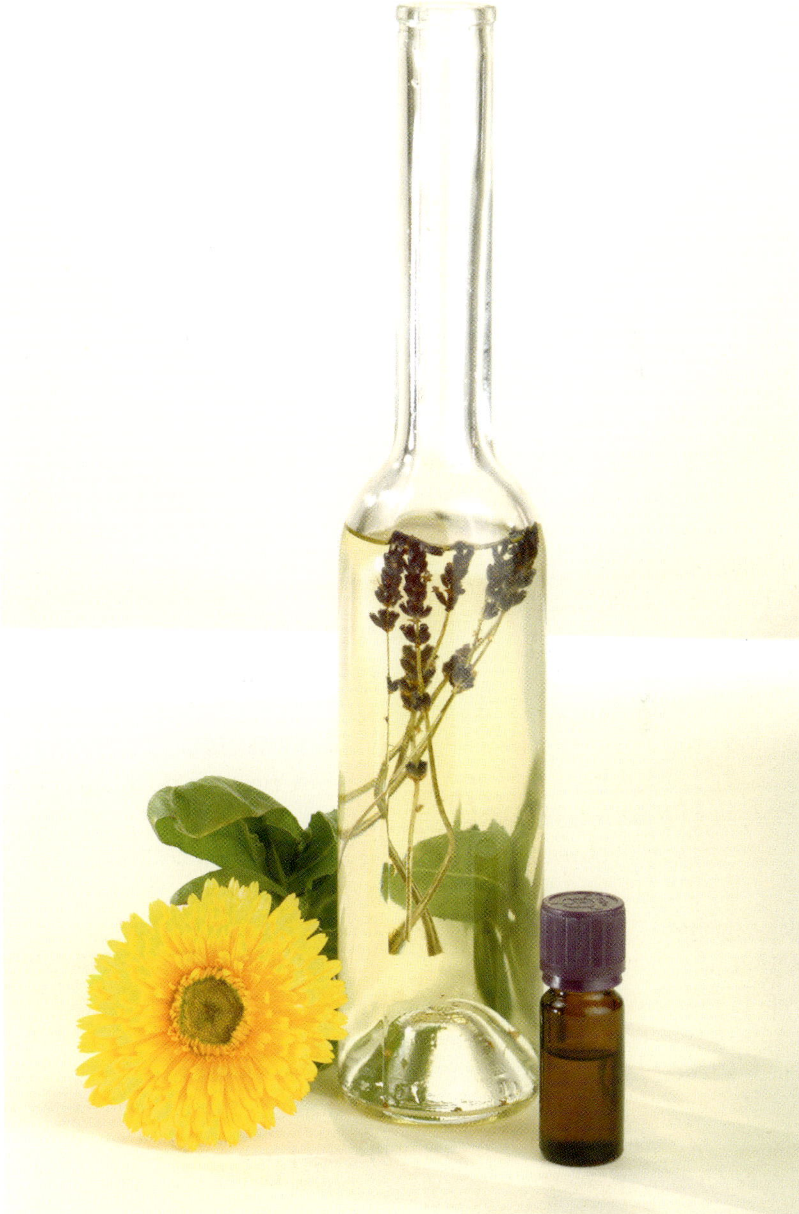

Rezeptbeispiele für Mischungen mit ätherischen Ölen

50 ml Basisöl (z. B. Jojoba-, Mandel- oder Macadamianußöl)
10 - 12 Tropfen eines ätherischen Öles (z. B. Sandelholz, Melisse, Orange oder Rose)

50 ml Mandelöl
6 Tropfen ätherisches Orangenöl
5 Tropfen ätherisches Lavendelöl
4 Tropfen ätherisches Sandelholzöl

50 ml Jojobaöl
5 Tropfen ätherisches Rosenöl
3 Tropfen ätherisches Lavendelöl
3 Tropfen ätherisches Orangenöl

30 ml Jojobaöl
20 ml Mandelöl
6 Tropfen ätherisches Orangenöl
5 Tropfen ätherisches Rosenöl
3 Tropfen ätherisches Vanilleöl

Eine Alternative zu den selbsthergestellten Ölmischungen sind naturreine Massageöle aus dem Naturkosmetikfachhandel: rein pflanzlich, ohne künstliche Duftstoffe und synthetische oder chemisch veränderte Substanzen. Hier finden Sie sehr schöne, für die Hot Stone Massage gut geeignete Massageöle. Zum Beispiel »Sensuality« von Living Nature: ein lieblich duftendes, pflegendes, beruhigendes und ausgleichendes Öl, welches hervorragend für die Massage geeignet ist. Es enthält Karottenöl, Weizenkeimöl, Johanniskrautöl, Ringelblumenöl, Lavendelöl, Orangenöl und Vitamin E. Oder Sie verwenden die Edelstein-Massageöle »Cairn Tara«, eine Komposition nach alchemistischer Rezeptur aus hochwertigen biologischen Basisölen, angereichert mit edlen Steinen, Kräuterauszügen und verfeinert mit ätherischen Ölen. Sieben unterschiedliche Kompositionen sind im Handel erhältlich, darunter anregende, sensibilisierende oder beruhigend wirkende Öle.

Art und Beschaffenheit des Wärmegerätes

Um die Steine zu erwärmen, können Sie entweder ein großes Gefäß (Topf oder Schüssel) mit heißem Wasser oder ein elektrisches Wärmegerät mit Thermostat verwenden. Das Erwärmen in einem Gefäß hat den Nachteil, daß Sie die Temperatur mit einem Thermometer ständig kontrollieren und während der Massage immer wieder heißes Wasser nachfüllen müssen. Nur so behalten die Steine die gewünschte Temperatur. Wer Freude an der Hot Stone Massage findet und sie öfter anwenden möchte, sollte sich ein Wärmegerät mit Thermostat besorgen, da hier die Wassertemperatur gleichmäßig gehalten wird. Die im Fachhandel erhältlichen Wärmegeräte für die Hot Stones sind im Prinzip nicht anders aufgebaut als elektrische Speisewärmer aus dem Gastronomiebereich. Das Wärmegerät besteht aus zwei Teilen, dem Elektrogerät und dem dazugehörigen Einsatzteil. Zum Gebrauch wird in das Elektrogerät Wasser eingefüllt. Dies dient dazu, die Wärme im Wasserbad gleichmäßig zu verteilen.

Nun wird der Einsatz in das Elektrogerät gesetzt. Bevor die Steine eingelegt werden, gibt man ein Tuch als Unterlage hinein, damit die Beschichtung geschont wird. Nun folgen die Steine, die komplett mit Wasser bedeckt werden. Anschließend stellt man die gewünschte Temperatur am Temperaturregler ein. Das Gerät braucht dann etwa 20 Minuten, bis die Steine gut durchgewärmt sind und die gewünschte Temperatur von 50 - 60 Grad erreicht haben.

Nach der Massage darf das Elektrogerät selbst nur feucht ausgerieben werden. Der Einsatz kann, wenn nötig, mit Desinfektions- oder Spülmitteln gereinigt werden.

Das in eine Glasflasche gefüllte Öl für die Massage läßt sich am einfachsten in einem Babyflaschen-Wärmer erwärmen. Auch diese Geräte verfügen über einen Thermostat, so daß auch das Öl immer die gewünschte, angenehme Temperatur hält.

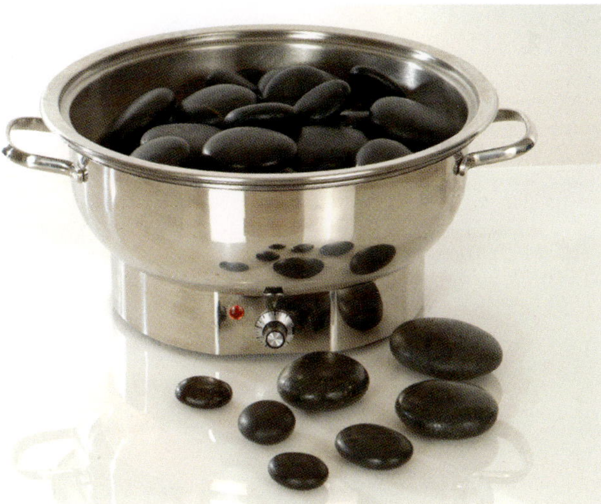

Hot Stone Wärmegerät

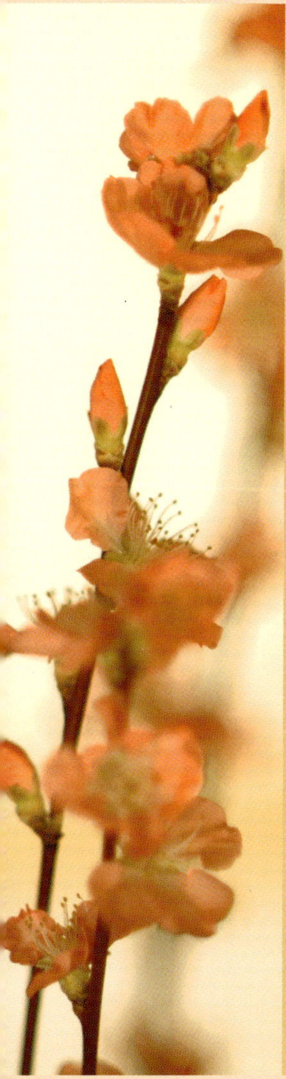
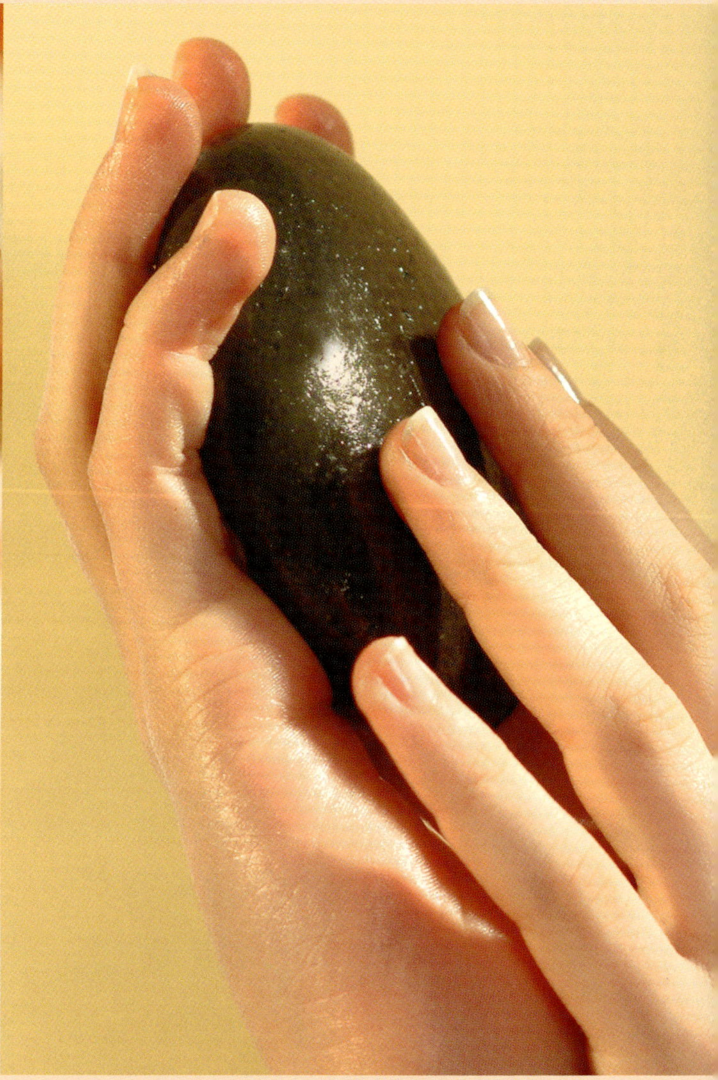

Vorbereitung der Hot Stone Massage

Ist man in kleinen Dingen nicht geduldig,
bringt man die großen Vorhaben zum Scheitern.

Konfuzius

Vorbereitung und Raumgestaltung

Atmosphäre und Ambiente

Bevor Sie mit der Massage beginnen, ist es wichtig, einige Vorkehrungen zu treffen, damit die Behandlung ruhig und harmonisch durchgeführt werden kann. Der Raum sollte ruhig, sauber, gut gelüftet und warm genug sein, daß sich der Empfänger der Massage unbekleidet entspannen kann. Entspannung ist für jede Art von Massage wichtig und entscheidend; je ruhiger und angenehmer die Umgebung ist, in der Sie arbeiten, desto wirkungsvoller wird Ihre Behandlung. Die Beleuchtung des Raums sollte gedämpft sein, da helles Licht die Augen daran hindert, sich völlig zu entspannen. Wenn Sie auf der Liege massieren, ist es wichtig, daß die Liege die für Sie richtige Arbeitshöhe hat und von allen Seiten zugänglich ist. Soll die Massage auf dem Boden oder auf einer Matratze durchgeführt werden, sorgen Sie dafür, daß auf allen Seiten genug Platz zum Sitzen ist. Stellen Sie die Steine und das Öl an einen Platz, den Sie leicht erreichen können, ohne die Massage lange zu unterbrechen, und überprüfen Sie vor Beginn der Behandlung, ob das Öl und die Steine die richtige Temperatur haben. Legen sie eine Baumwolldecke zum Zudecken bereit, ebenso Tücher und eine Knierolle, die Sie im Bedarfsfall als Unterstützung für Beine, Kopf oder Bauch verwenden können. Eine mit einer Wärmflasche oder Wärmedecke vorgewärmte Massageliege sorgt vom Beginn der Behandlung an für ein wohliges Gefühl und entlockt gerade verfrorenen Naturen einen erfreuten Kommentar.

Geben Sie dem Raum Ihre eigene Wohlfühl-Atmosphäre: Blumen, Kerzen, sanfte Entspannungsmusik, eine Duftschale mit einem angenehmen und beruhigenden Duft und auf der Behandlungsliege eine Blüte, ein Stein oder ein Palmblatt vermitteln von Beginn an das Gefühl, willkommen zu sein. Unter liebevollen Händen in schöner Umgebung entstehen jene seltenen und glücklichen Momente, die völlige Entspannung erst möglich machen.

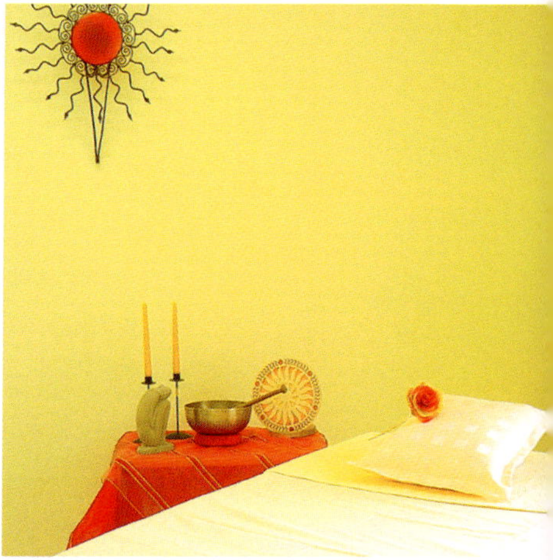

Innere Haltung

Sie sollten entspannt sein, sich wirklich wohlfühlen und mit Freude und ganzem Herzen bei der Sache sein. Die Energie, die Sie durch Ihre Hände übertragen, wird durch geistige Abwesenheit geschwächt. Es ist ratsam, während der Massage das eigene Ego ganz zurücktreten zu lassen und sich statt dessen auf das Geben zu beschränken. Die Qualität der Berührung und somit die Wirkung der Massage ist abhängig von Ihrer inneren Einstellung, also von der Achtsamkeit und Zuwendung gegenüber der zu behandelnden Person. Auf das Wesentliche konzentriert, spüren Sie schneller, wo die Quellen von Spannung in Ihrem Gegenüber liegen und wo seine Energie nicht im Gleichgewicht ist. So werden Sie in der Lage sein, die richtige Berührung für jeden Körperteil zu finden und die Massage in einem Rhythmus durchzuführen, der für den zu Behandelnden optimal ist.

Denken Sie auch an das, was sie zur eigenen Bequemlichkeit brauchen. Planen Sie genügend Zeit für die Behandlung ein und organisieren Sie sich so, daß Sie in Ruhe arbeiten können. Tragen sie lockersitzende, leichte Kleidung, damit Sie sich während der Massage unbeschwert bewegen können. Achten Sie darauf, daß Sie die Massage in bequemer und entspannter Haltung

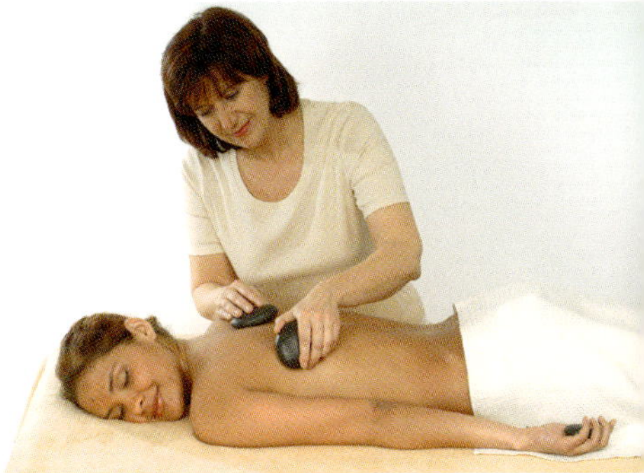

durchführen. Ihr Wohlbefinden ist eng verbunden mit Ihrer Haltung und Atmung. Halten Sie Ihren Rücken gerade, bewegen Sie sich von Bauch und Becken aus und nutzen Sie das Gewicht Ihres Körpers, um die Tiefe der Bewegungen zu variieren. Lassen Sie die Steine arbeiten. Durch das Eigengewicht der Steine müssen Sie nur noch wenig Druck ausüben. Atmen Sie tief und gleichmäßig und genießen Sie den Rhythmus der Bewegungen. Einer guten Massage müssen Sie Ihre ganze Aufmerksamkeit widmen.

Versuchen Sie, während der Behandlung entspannt zu bleiben, und konzentrieren Sie sich auf das, was Sie gerade tun. So vermeiden Sie, daß Sie sich nach der Massage angespannt oder müde fühlen.

Schutz

Häufig klagen Therapeuten nach einer Behandlung über ähnliche Symptome wie zuvor ihre Klienten. Dies kann

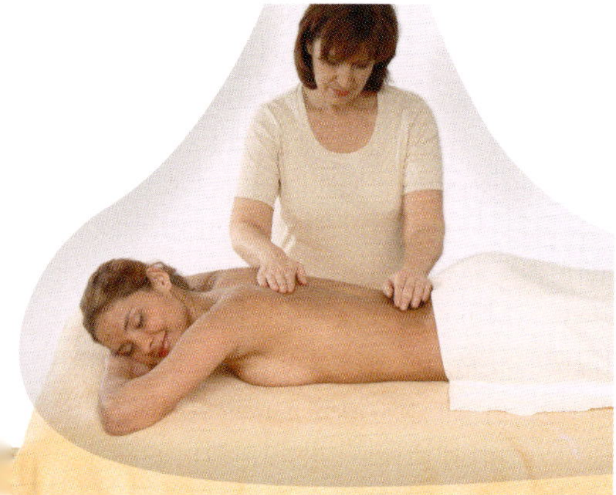

Schutz

passieren, wenn man sich vor und während einer Massage nicht ausreichend schützt. In Ihre Schutzmaßnahmen sollten Sie neben der beschriebenen inneren und äußeren Haltung auch den energetischen Aspekt mit einbeziehen. Gerade dort, wo sich Blockaden befinden, liegt eine Verdichtung von Energie vor. Lösen sich diese Energien beim Patienten, sollten wir sichergehen, daß wir diese fremden Energien nicht in uns aufnehmen und uns damit belasten. Diesen Schutz können Sie herstellen, indem Sie vor einer Behandlung ganz bewußt beschließen, daß alles, was zum Patienten gehört, bei diesem, und alles, was zu Ihnen gehört, bei Ihnen verbleibt. Hilfreich kann auch die Visualisierung der violetten Farbe sein, die ihren Klienten, Sie und den ganzen Raum einhüllt.

Violett gilt als Farbe der Reinigung und geistigen Heilung. In der theosophischen Lehre ist die violette Farbe die »Flamme der Transmutation«, die alles Negative verbrennt und Raum für Neues läßt. Sollten Sie dennoch das Gefühl haben, etwas Fremdes in sich zu spüren, können Sie nach der Behandlung nochmals intensiv Kontakt zu Ihrem Klienten aufnehmen und quasi Energien rücktauschen. Ist durch das Lösen von Blockaden Energie freigeworden, die weder ihr Klient noch Sie zurückhaben möchten, und schwebt diese unter Umständen noch im Raum, dann können Sie diesen mit den Ihnen bekannten Mitteln, wie zum Beispiel Räucherungen mit Salbei oder dem Einsatz von Klangschalen, energetisch reinigen.

Umgang mit dem Klienten

Vor der Massage ist ein kurzes Gespräch angebracht, um die Person, die sie massieren wollen, erst einmal »ankommen« zu lassen. Die Bereitschaft, sich voll und

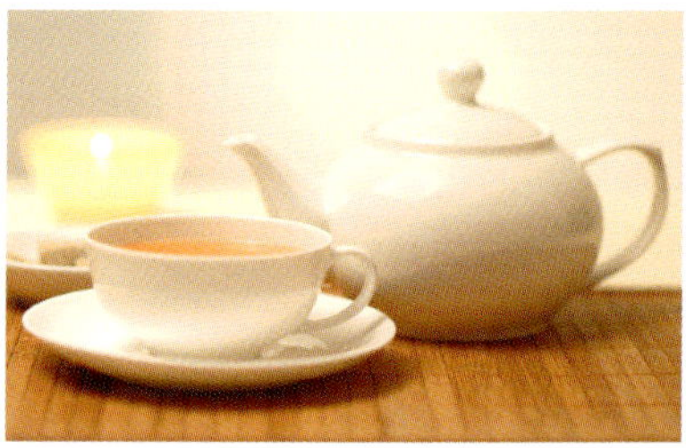

ganz auf die Massage einzulassen und diese zu genießen, wird erreicht, indem Sie eine Vertrauensbasis schaffen. Ein freundliches Lächeln und ein nettes Gespräch bei einer Tasse Tee vermitteln von Beginn an das Gefühl, gut aufgehoben zu sein.

Erkundigen Sie sich nach dem Befinden, erklären Sie den Ablauf der Behandlung und sprechen Sie auch die Kontraindikationen an. Fragen Sie auch nach den momentanen Bedürfnissen der zu behandelnden Person und stimmen Sie die Behandlung darauf ab. Bevor Sie ätherische Öle zum Einsatz bringen, sei es in der Duftlampe oder im Massageöl, lassen Sie die zu behandelnde Person daran riechen. Denn selbst, wenn das Wirkungsspektrum genau zur momentanen Verfassung der Person paßt, kann es sein, daß sie den Geruch nicht mag, und der Einsatz des Öls würde die gesamte Behandlung negativ beeinflussen. Das gleiche gilt übrigens auch für die Musikauswahl. Was den einen aufmuntert, kann den anderen nervös machen, was den einen beruhigt, stimmt den anderen traurig. Fragen Sie auch hier nach Vorlieben und Abneigungen, bevor Sie mit der Massage beginnen. Bevor Sie die zu behandelnde Person auf die Liege bitten und sie in eine ihr angenehme Position bringen, bieten Sie ihr an, noch einmal die Toilette aufzusuchen.

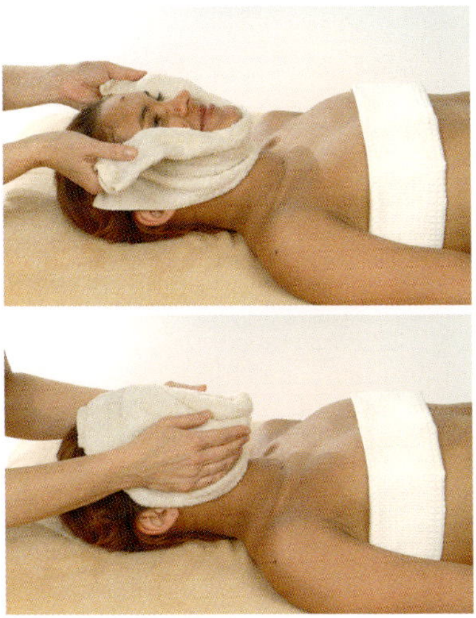

Gesichtskompresse

Nach der Massage lassen Sie die behandelte Person noch etwas nachruhen, bleiben aber in Rufweite. Mit einer kühlen Gesichts-Kompresse, die mit Wasser und einem Tropfen Orangenblütenöl getränkt ist, können Sie die behandelte Person anschließend sanft in den Alltag zurückführen. Ein Gespräch mit einer kurzen Rückmeldung schließt diese wunderschöne Behandlung ab.

Checkliste Klientenbetreuung und Arbeitsmaterial

Einen Tee, Wasser oder Saft vorbereiten

Öl und Steine bereitstellen und erwärmen

Klient/in freundlich begrüßen

Nach dem Befinden erkundigen

Nach Krankheiten fragen!

Ggf. Kartei anlegen

Über Massage und die Reihenfolge der Behandlung aufklären

Vorlieben der ätherischen Öle erfragen

Fragen, ob Musik oder Stille gewünscht ist

Bereits massierte oder noch nicht massierte Körperteile abdecken

Während der Massage beobachten, ob der Klient sich wohlfühlt

Keine Gespräche während der Massage führen

Die Masseurin, der Masseur sollte

Auf peinliche Sauberkeit achten

Kurze Fingernägel haben (ohne Nagellack)

Auf sauberen Geruch achten (ggf. Duftlampe od. Räucherwerk)

Lange Haare zusammenbinden und keinen Schmuck an den Händen tragen

Ausgeruht sein und Ruhe ausstrahlen

Räumlichkeiten und Arbeitsmaterial

Warmer, ruhiger, gut gelüfteter Raum

Wärmendes, gedämpftes Licht

Liebevolle Raumgestaltung

Evtl. Duschmöglichkeit

Flaschenwärmer und Flasche zur Ölerwärmung

Basisöle, ätherische Öle

Massagebank, Wärmedecke oder Wärmflasche

Handtücher, Laken, Knierolle

Wärmegerät für die Basalt-Steine

8 Steine mit ca. 9 cm Durchmesser

12 Steine mit ca. 6 cm Durchmesser

12 Steine mit ca. 4 cm Durchmesser

8 kleinere flache Zehensteine

Holzzange zum Herausnehmen der Steine

Massagegriffel

Chakrensteine

Präparate zur Ölreinigung (z.B. Orangenreiniger)

Nach der Massage

Lassen Sie ihren Klienten einige Minuten nachruhen und decken Sie ihn hierbei gut zu

Fordern Sie ihn auf, viel zu trinken

Empfehlen Sie ihm frische Luft und Bewegung

Nach der Massage

Nachruhen

Durch das Nachruhen kann der Effekt der Massage andauern, und die massierte Person wird nicht abrupt aus der Entspannung herausgerissen. Das ruhige Liegen und die Entspannung verändern den Blutdruck und das kann zu Kreislaufproblemen beim Aufstehen führen. Das Aufrichten sollte daher ganz behutsam erfolgen.

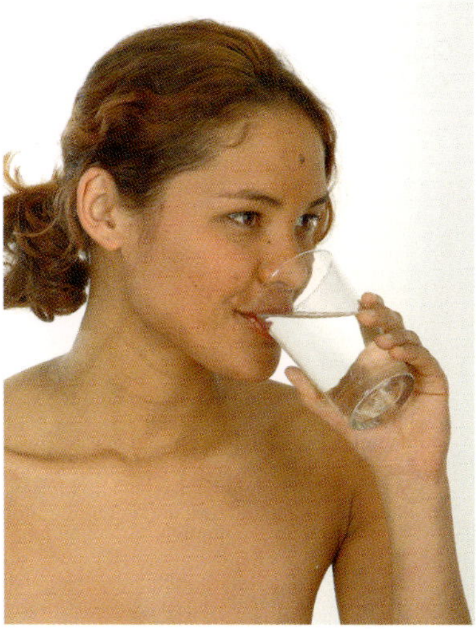

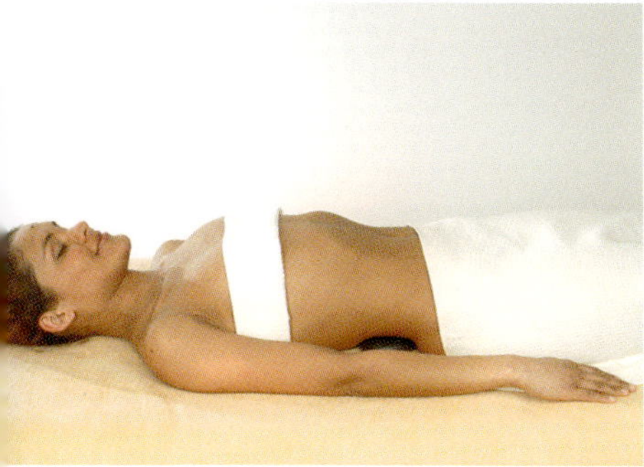

Frische Luft, Bewegung und viel Trinken!

Frische Luft und Bewegung bringen den Kreislauf in Schwung, und das Trinken von Wasser hilft dem Körper, die durch die Massage gelösten Schlackenstoffe besser abzutransportieren und auszuscheiden. Die beste und wirkungsvollste Massage erzielt nicht den gewünschten Effekt, wenn wir nicht dafür sorgen, daß die Transportsysteme unseres Körpers ausreichend versorgt sind. Stauungen und das Wiedereinlagern der frei gewordenen Schlacken sind dann die Folge. Beim Trinken ist darauf zu achten, daß es sich um ein gutes, kohlesäurefreies Wasser handelt, mit möglichst geringen Anteilen von Mineralstoffen. Reines und unbelastetes Wasser kann entsprechend mehr Giftstoffe aufnehmen und abtransportieren als Wasser mit einem höheren Anteil an Inhaltsstoffen. Buchtip hierzu: Josef Zerluth/ Michael Gienger, »Gutes Wasser«, Neue Erde 2004.

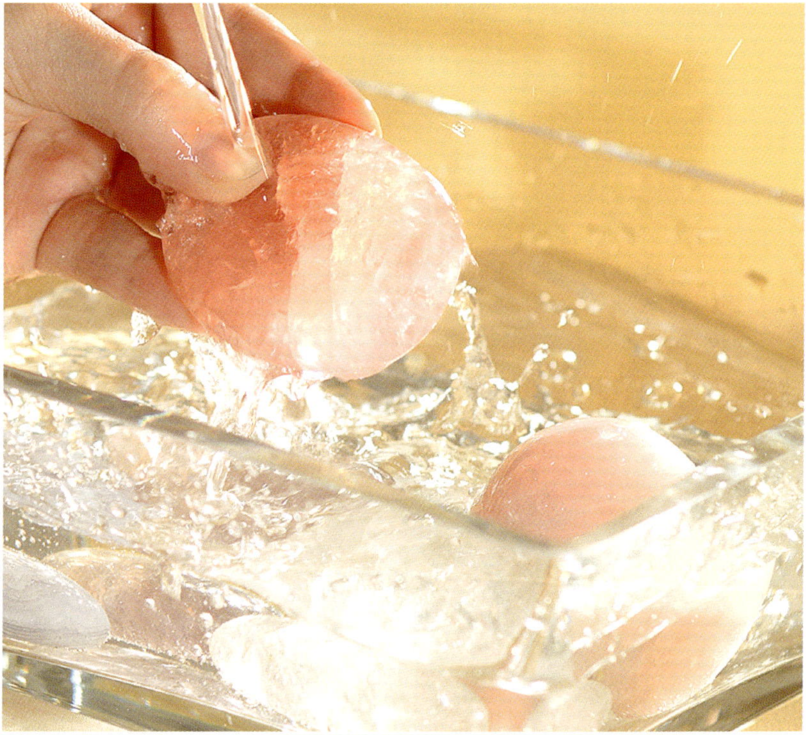

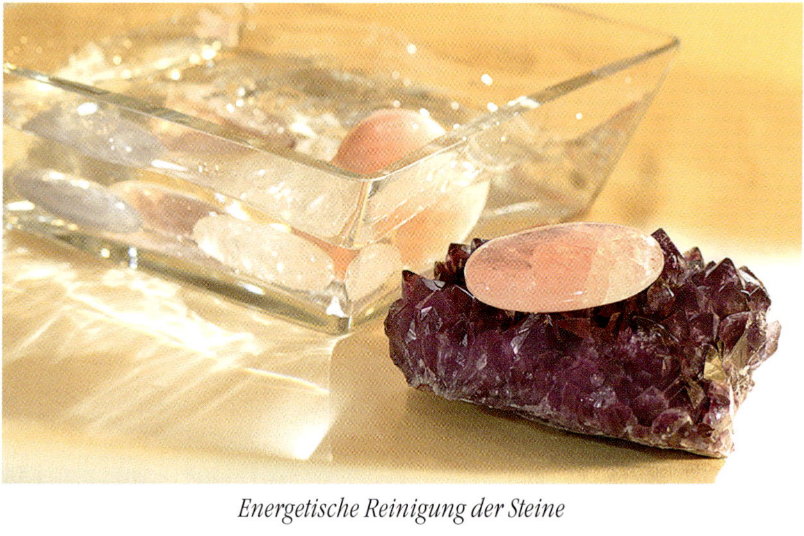

Energetische Reinigung der Steine

Reinigen der Steine

Auch die verwendeten Steine nehmen Energien unseres Klienten auf und müssen daher sorgfältig gereinigt werden. Zunächst sollten Sie diese direkt nach der Behandlung unter fließendem Wasser abspülen, um die aufgenommene Ladung abfließen zu lassen. Zur gründlichen Reinigung können Sie anschließend eine pflanzliche Seifengrundlage verwenden, der sie zur Desinfektion ätherisches Weihrauchöl zugeben (10 Tropfen auf 100 ml). Diese von Monika Grundmann in der »Edelstein-Balance« entwickelte und in ihrem Buch »Schönheit durch Berühren« beschriebene Rezeptur hat sich bei Massagesteinen gut bewährt. Der Basalt kann auch direkt im Wärmegerät ausgekocht werden. Bei den Edelsteinen raten wir jedoch davon ab, da wir festgestellt haben, daß die Steine dadurch oft an Kraft verlieren. Für die mechanische Reinigung gilt: soviel wie nötig, aber so sanft wie möglich.

Anschließend können die Basalt-Steine energetisch durch Räucherungen gereinigt werden. Die bei der Chakrenbehandlung eingesetzten Edelsteine können auch in Klangschalen gereinigt werden und bekommen zum Abschluß eine Ruhephase in der Amethystdruse oder auf Drusenstücken, wo alle aufgenommenen Informationen gelöscht werden. Diese Fähigkeit des Amethysts, andere Steine energetisch zu reinigen, begründet sich zum einen in der – bereits beim Thema »Schutz« angesprochenen – reinigenden Kraft der violetten Farbe. Zum anderen spielt die Kombination des fein verteilten Eisens im Quarz eine Rolle. Die Energie beider Anteile (feuriges Eisen und klärender Quarz) strahlt über die vielen kleinen Kristallspitzen intensiv ab, strömt durch den aufliegenden Stein und befreit ihn dadurch von allem, was ihm anhaftet.

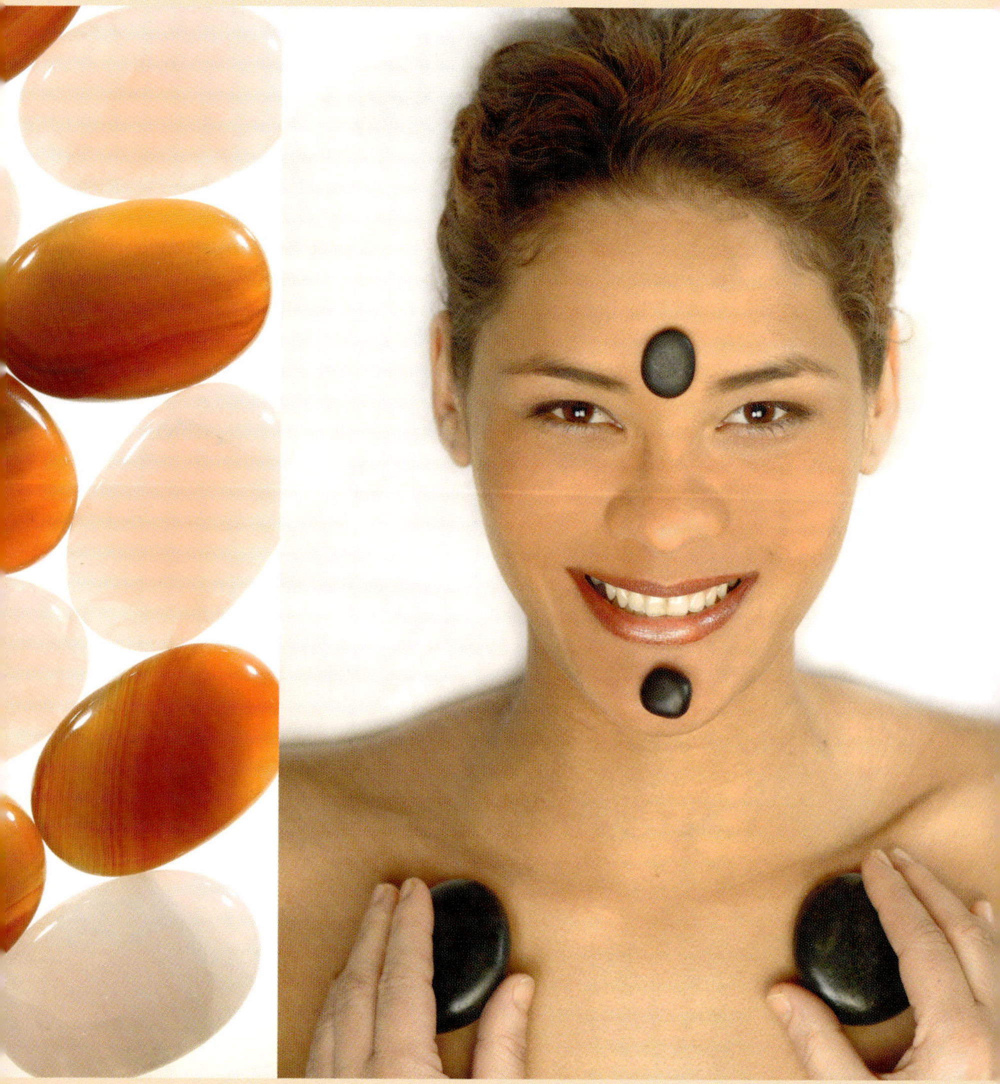

Die Hot Stone Massage

Wenn Liebe und Können zusammenwirken
entsteht ein Meisterwerk.

John Ruskin

In den von uns praktizierten Massagen mit heißen Steinen verbinden sich zwei Jahrzehnte moderner Steinheilkunde mit traditionellen europäischen, chinesischen, indischen und indianischen Überlieferungen. Das gibt nicht, wie man annehmen könnte, eine bunte Mixtur aus den verschiedensten Kulturen, denn erstaunlicherweise finden sich immer wieder weitreichende Übereinstimmungen und Parallelen. Beschreiben werden wir im folgenden eine klassische hawaiianische Hot Stone Massage.

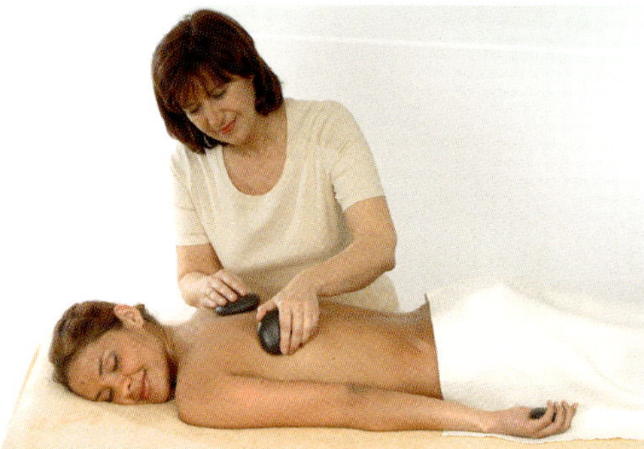

Die schwarzen Basaltsteine werden für die Hot Stone Massage im Wasserbad oder einem Wärmegerät auf **etwa 50°C erwärmt.** Zunächst werden die Steine nur aufgelegt, um eine vollständige Durchwärmung des Körpers zu erzielen. Durch das Plazieren der Steine auf den Energiezentren der Hände, Füße, Stirn, Nacken, Solarplexus, Bauch und Unterleib kommen die Urkräfte der Steine zur vollen Entfaltung. Diese Art der Ganzkörpermassage ist sehr intensiv, da sowohl der physische Druck der Steine als auch die Energie sofort wirksam werden. Das Gefühl, warme und ölige Steine auf der Haut zu spüren, ist sehr wohltuend. Anschließend an dieses eröffnende Auflegen folgt die Massage. Lassen Sie, wie im nachfolgenden Ablauf beschrieben, die Steine mal leicht und sanft, mal mit etwas Druck über den Körper gleiten. Alle Massageanwendungen sollten großzügig und sehr langsam durchgeführt werden. Jeder einzelne Stein, jede einzelne Bewegung sollte deutlich spürbar sein. Um die Tiefenwirkung der Steine zu verstärken, können Sie den Wärmeeffekt während der Massage durch leichtes Klopfen oder Vibrieren an den Steinen beschleunigen oder verstärken. So lösen sich Blockaden nach und nach auf, und die Körperenergie kann wieder ungehindert und frei fließen.

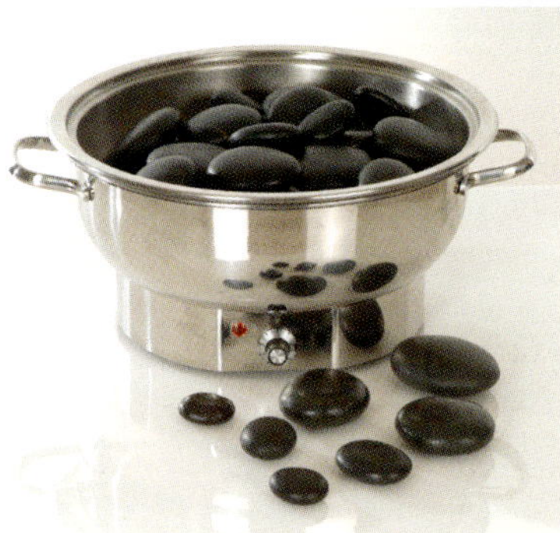

Die Ganzkörpermassage

Bauchlage

Die zu behandelnde Person liegt entspannt bauchseits auf unserer Massageliege oder auf dem Boden. Wir setzen oder stellen uns neben sie und stimmen uns auf unser Gegenüber und unsere Massage ein. Dann nehmen wir die heißen Steine aus dem Wasser, trocknen sie ab und schieben sie unter den Körper der zu behandelnden Person. Wir schieben drei große und sehr flache Steine in die Körpermitte ungefähr auf Höhe der Chakren. Achten Sie vor allem bei schlanken Personen darauf, daß Sie die Steine nicht direkt unter knöcherne Körperregionen legen, dies kann sehr unangenehm sein. Wir beginnen mit dem Bereich des Wurzelchakra. Liegt dieser Stein gut, folgt der Bereich des Nabelchakras, dann des Solarplexus, und dann der Bereich des Thymuschakra. In der Thymusgegend verwenden wir zwei mittlere Steine auf gleicher Höhe außerhalb der Körpermitte. Sollten Sie das Gefühl haben, noch zusätzlich Steine unterzulegen oder weniger zu benötigen, weil Ihre Steine besonders groß sind, so gehen Sie diesem Gefühl ruhig nach.

Jeweils einen mittleren Stein geben wir in die Handinnenflächen, jeweils einen legen wir oberhalb des Knies unter. Bei Bedarf kann auch noch jeweils ein Stein im Bereich des Oberschenkels untergelegt werden. Außerdem können ein bis

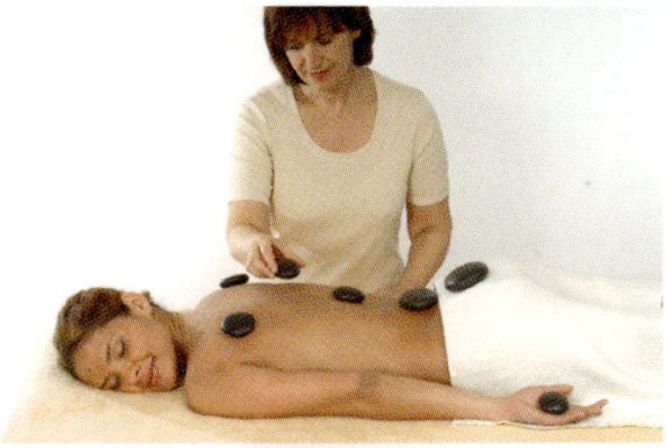

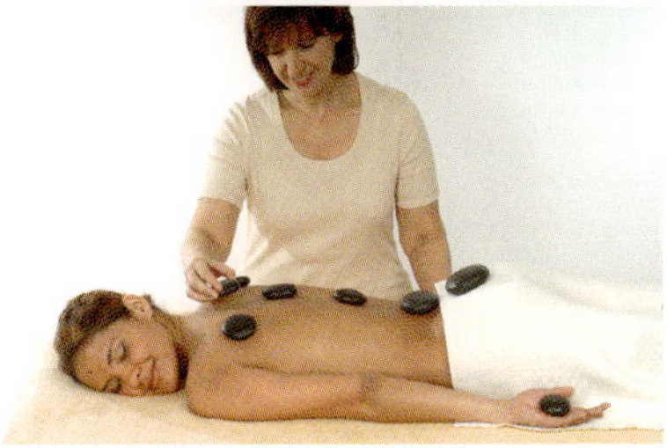

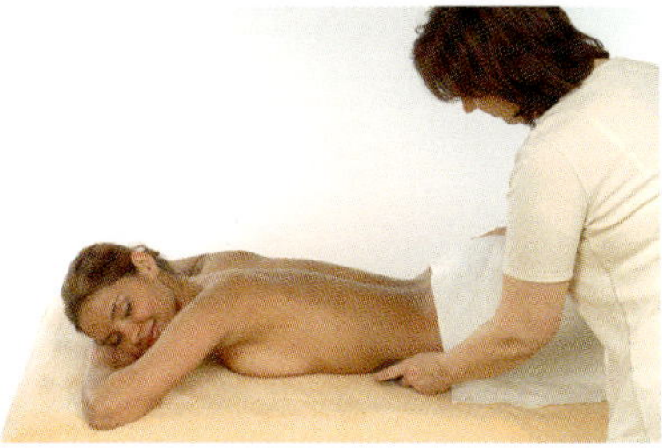

Unterlegen der Steine

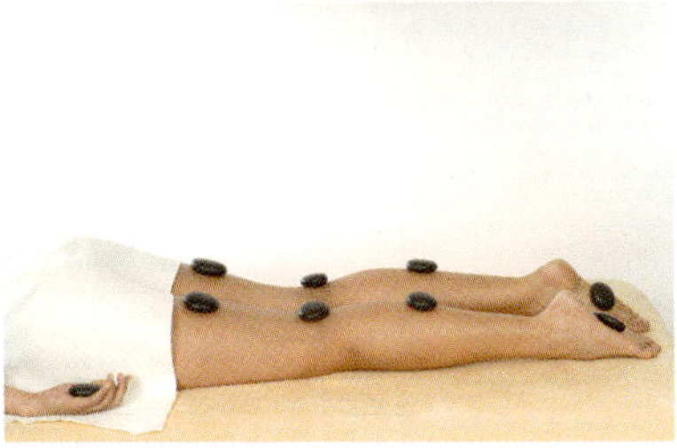

Auflegen der Steine

zwei weitere Steine im Schulter-Arm Bereich oder Nacken und jeweils ein mittlerer Stein in die Kniekehlen und auf die Fußsohlen aufgelegt werden. Fühlt unser Klient sich wohl, legen wir weitere große Steine auf dem Rücken im Bereich der Chakren sowie auf Oberschenkel und Unterschenkel auf, um eine vollständige Durchwärmung zu erzielen.

Auch hier kann die Tiefenwirkung der Steine und der Wärmeeffekt wieder durch leichtes Klopfen oder Vibrieren an den Steinen beschleunigt oder verstärkt werden. Wir lassen unseren Klienten einen Augenblick ruhen und »durchwärmen« und beginnen dann mit der Massage.

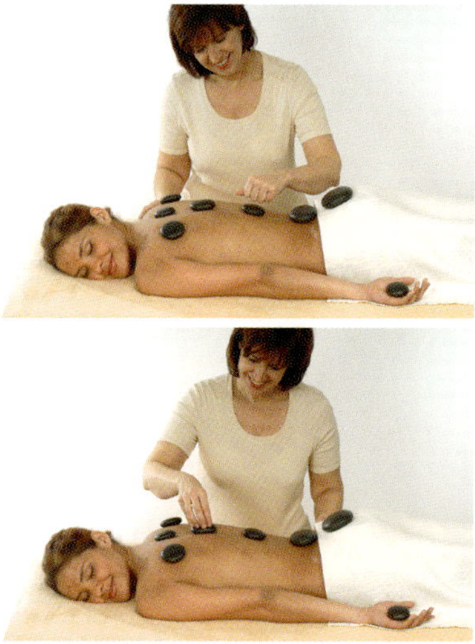

Klopfen und Vibrieren

Zu Beginn der Massage nehmen wir die Steine von der Körperrückseite ab, mit Ausnahme der Steine in den Handflächen und auf den Fußsohlen. Jetzt ölen wir Rücken, Beine und Arme mit dem vorgewärmten Massageöl ein. Nehmen Sie einen großen, warmen Stein und plazieren Sie ihn auf den Sakralbereich. Der Stein sollte zugedeckt werden, damit die Wärme gehalten wird.

Rücken

Wir stellen uns auf die Seite der Liege und legen eine Hand auf den Sakralstein und die andere Hand zwischen die Schulterblätter. Stimulieren Sie nun leicht den Sakralstein durch sanfte Bewegung für etwa eine Minute, um Kontakt zum Klienten aufzunehmen.

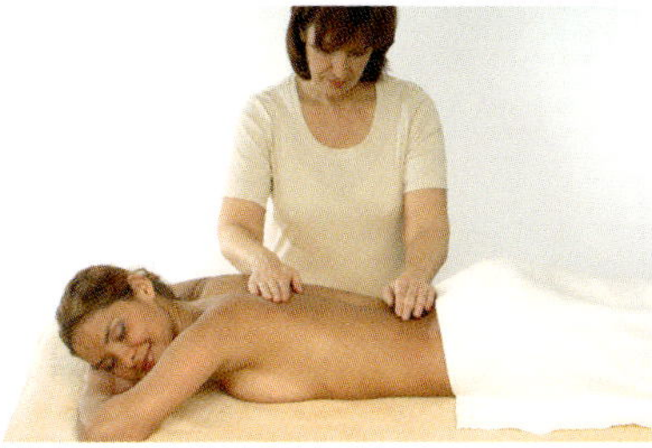

Wir wählen nun zwei mittlere Steine, ölen diese ein und legen sie im Arbeitsbereich greifbar ab. Mit dem Restöl an unseren Händen machen wir eine großflächige Ausstreichung über den gesamten Rücken. Dann nehmen wir die Steine hinzu, und es erfolgt eine Ausstreichung mit den Steinen am ganzen Rücken. Danach werden die Seitenpartien ausmassiert und die Rippenbögen ausgezogen. Nachfolgend wird die Muskulatur um das Schulterblatt mit Friktionen (kreisenden Reibungen) behandelt. Abschliessend erfolgt erst eine Ausstreichung mit den Steinen, dann mit den Händen.

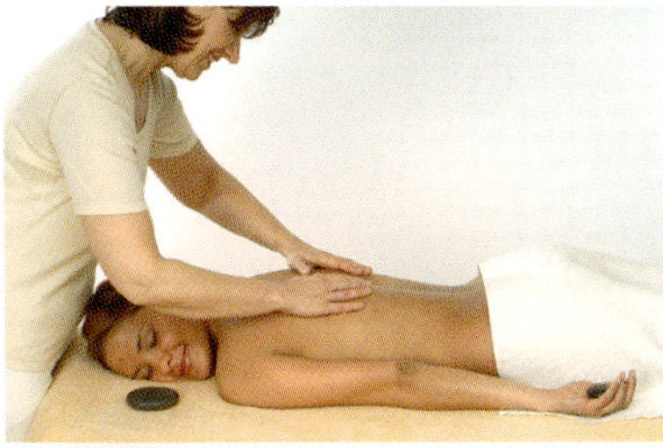

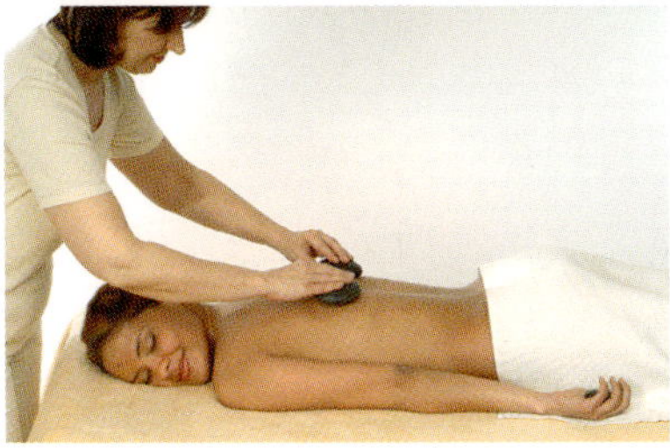

Ausstreichen des Rückens mit den Händen, danach mit Hot Stones

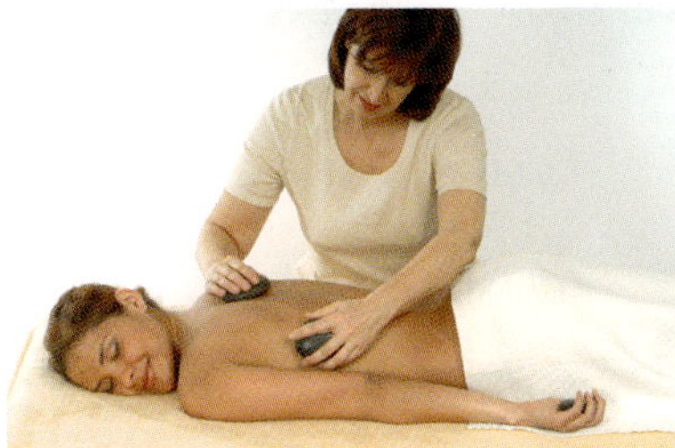

Massage der Seiten

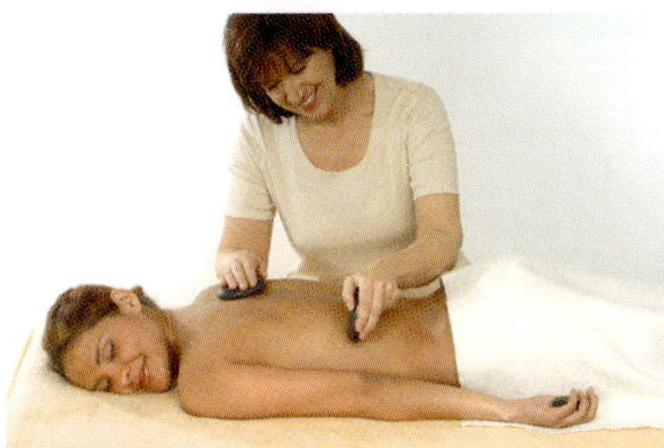

Ausziehen der Zwischenrippenräume

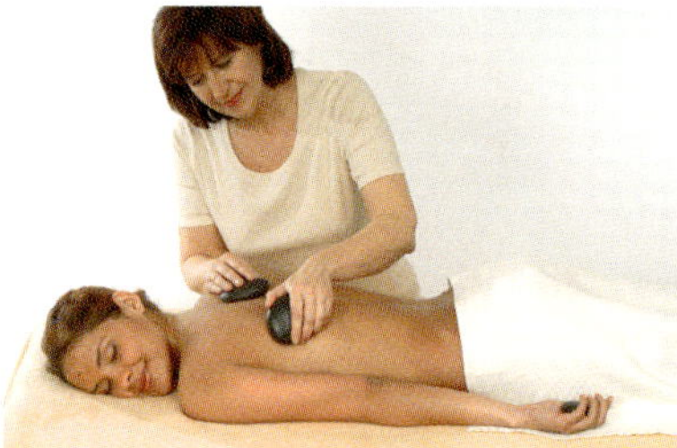

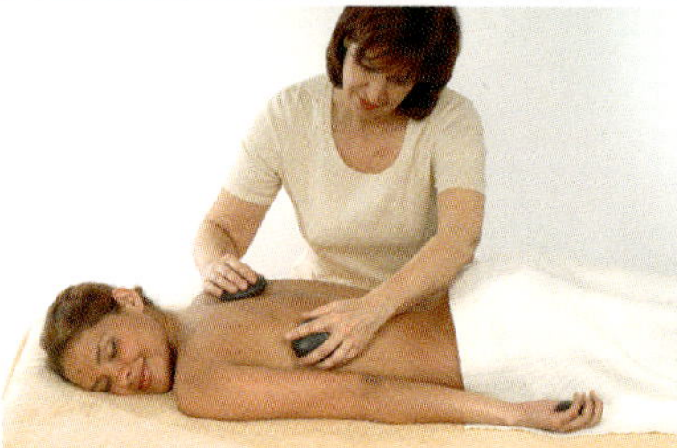

Massage um die Schulterblätter (Friktionen)

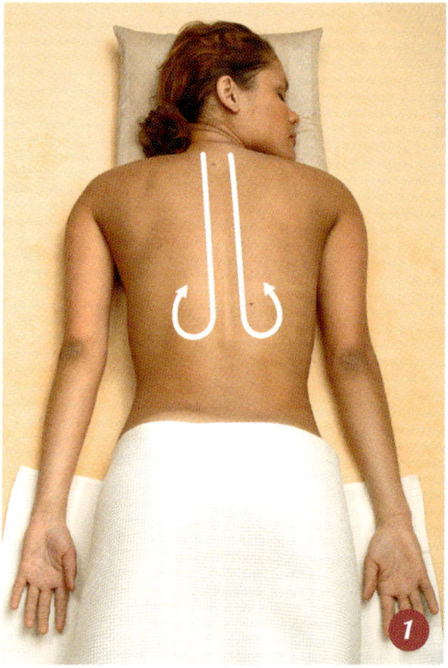

Die Massage am Rücken in der Übersicht

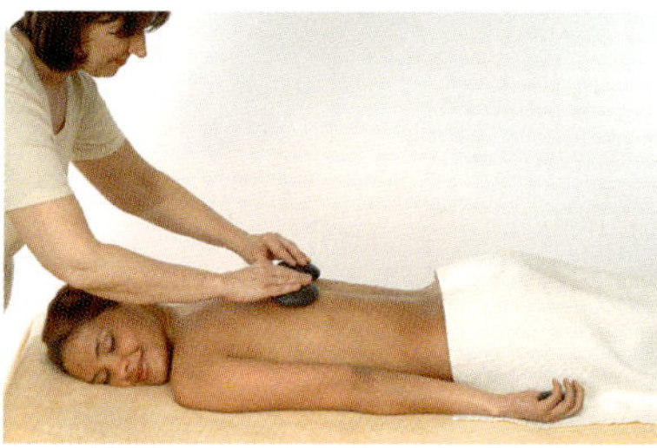

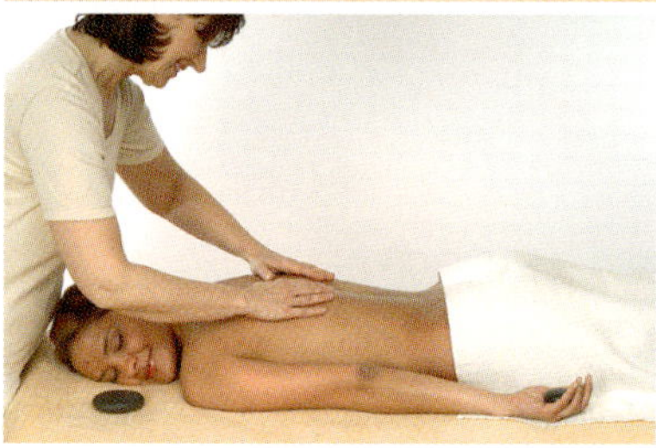

Ausstreichen mit Hot Stones, danach mit den Händen

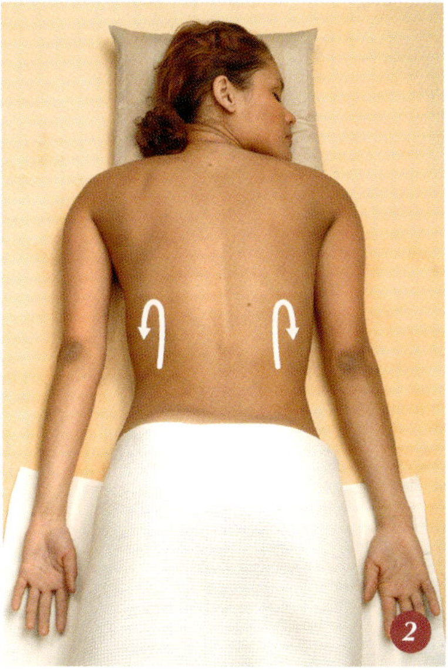
2

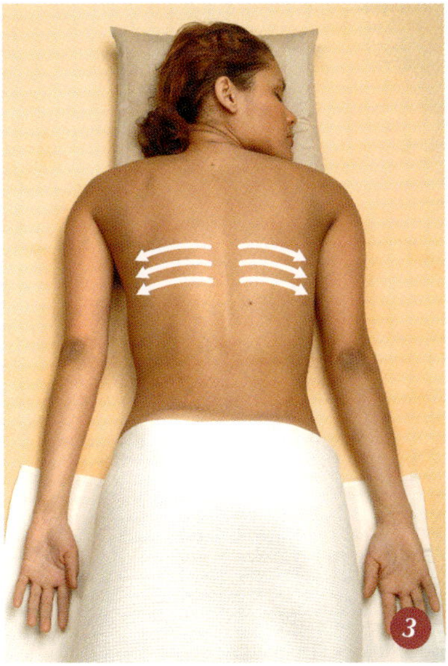
3

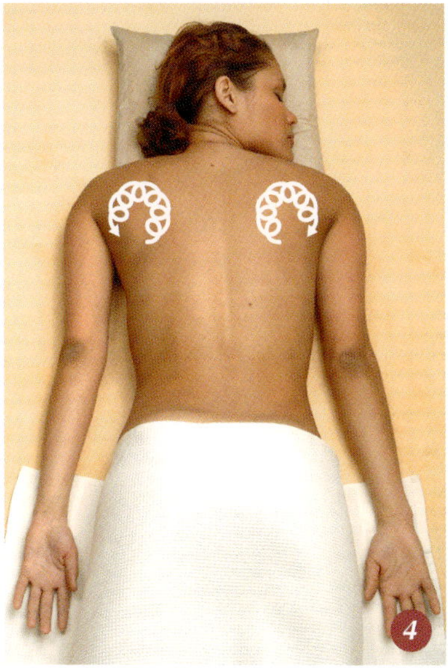
4

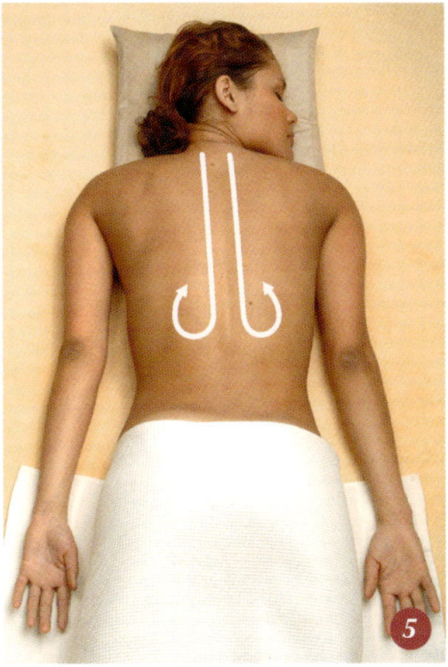
5

Arme

Wir wählen zwei zum Armumfang passende Steine, ölen diese, legen sie im Arbeitsbereich greifbar ab und machen mit den Händen über den ganzen Arm eine Ausstreichung. Nun nehmen wir die Steine und gehen mit einer Ausstreichung über den Arm bis zur Schulter und zurück. Es folgen kleine kreisende Bewegungen vom Handgelenk aufwärts bis zum Ellenbogen, von da aus streichen wir zurück zum Handgelenk. Dies wiederholen wir dreimal. Vom Ellbogen aus wird dann in kreisenden Bewegungen der Oberarm, einschließlich des Schulterbereichs ausmassiert, ebenfalls dreimal. Abschließend erfolgt erst eine Ausstreichung mit den Steinen, dann mit den Händen. Nun wechseln wir die Seite und massieren den anderen Arm in gleicher Abfolge.

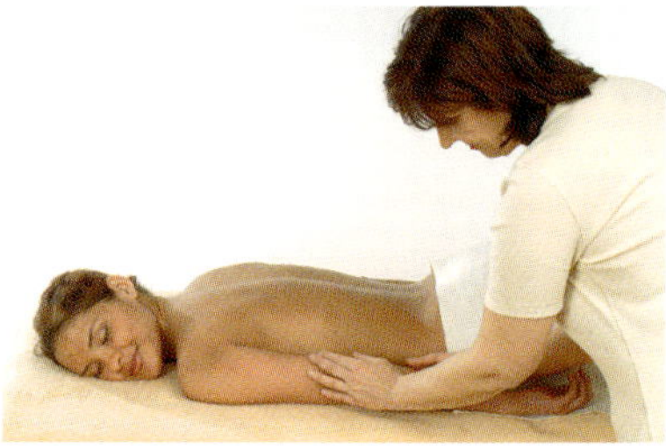

Ausstreichen des Arms mit den Händen

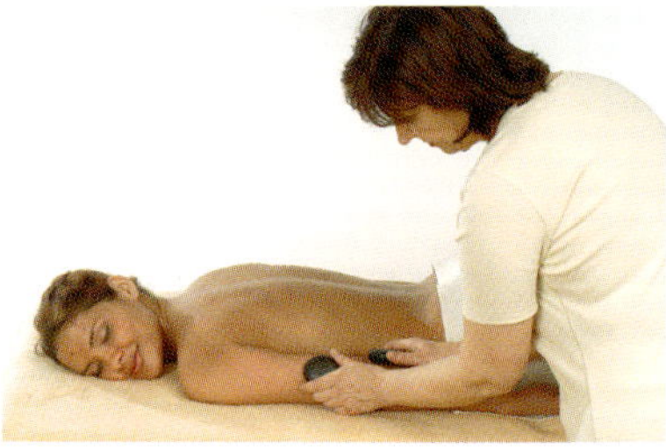

Ausstreichen des Arms mit Hot Stones

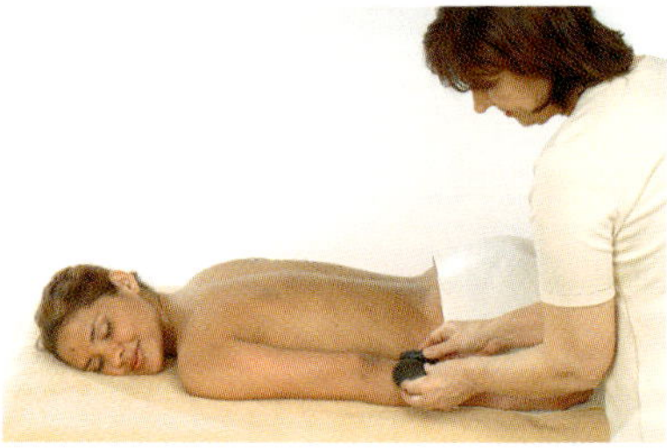

Kleine Kreisungen mit den Hot Stones

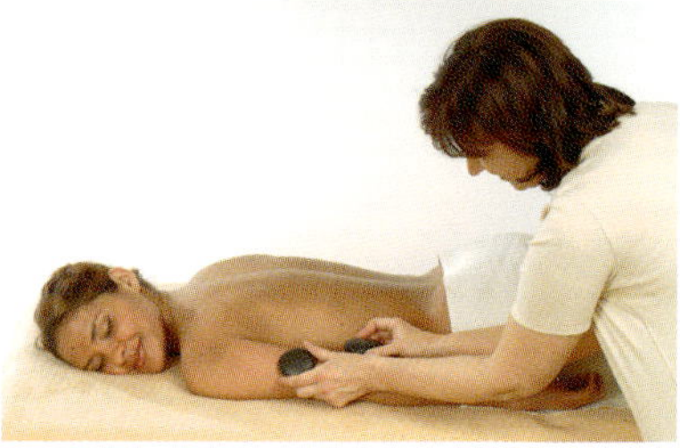

Ausstreichen des Arms mit Hot Stones

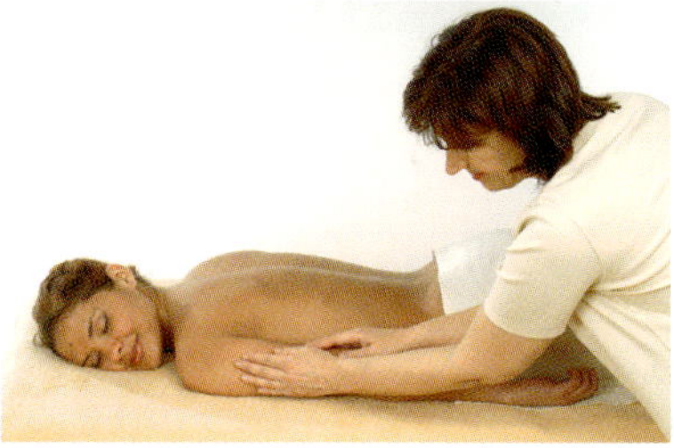

Ausstreichen des Arms mit den Händen

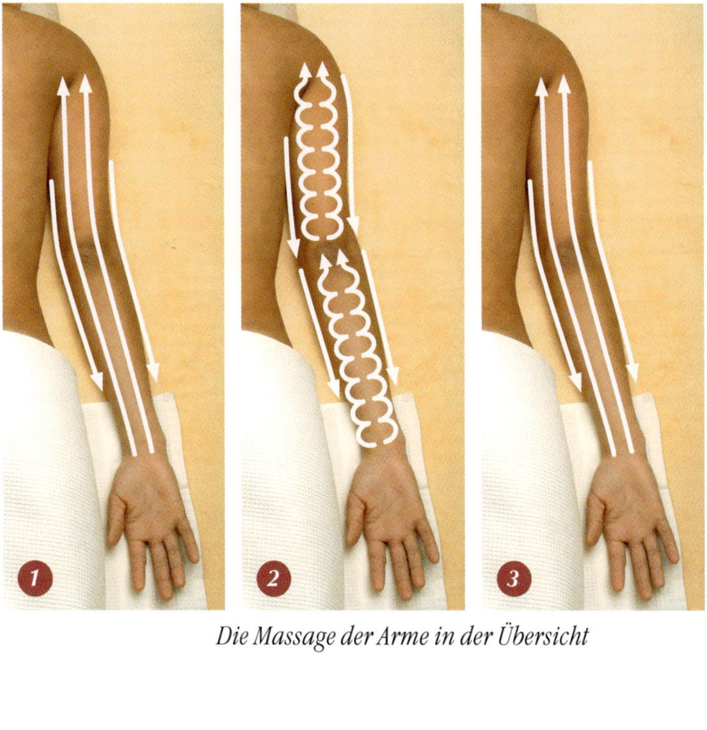

Die Massage der Arme in der Übersicht

Beine

Wir entfernen zunächst die Steine auf den Fußsohlen. Dann wählen wir zwei entsprechend große Steine, ölen diese und legen sie im Arbeitsbereich greifbar ab. Am Fußgelenk beginnend, streichen wir mit den Händen das ganze Bein aus. Diesen Vorgang wiederholen wir anschließend mit den Steinen. Nun beginnen wir, mit sanften Kreisen am Fußgelenk, den Unterschenkel bis zum Knie zu massieren, streichen zurück und wiederholen dies dreimal. Mit dem steilgestellten Stein wird dann der Wadenmuskel im Mittelbereich ausgezogen. Dabei wird der Unterschenkel am Fußrist unterstützt. Dann gleiten wir zum Oberschenkel und massieren den ganzen Oberschenkel in kreisenden Bewegungen aus. Abschließend erfolgt erst eine Ausstreichung mit den Steinen, dann mit den Händen. Wir wechseln die Seite und massieren das andere Bein in gleicher Abfolge.

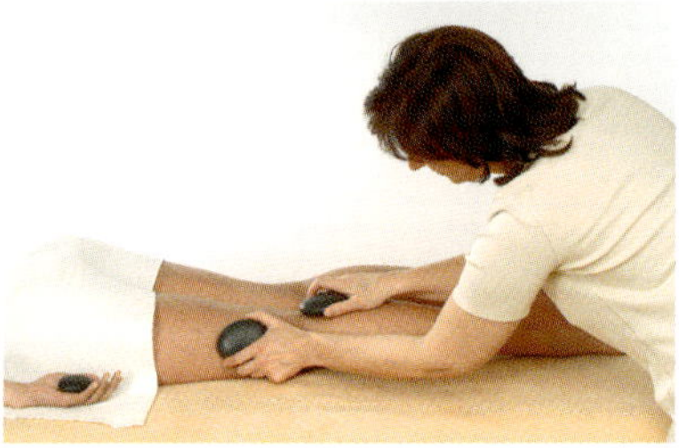

Ausstreichen des Beins

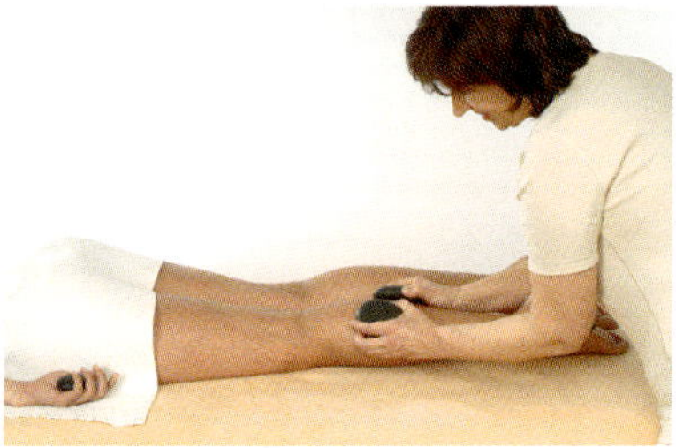

Kreisungen am Unterschenkel

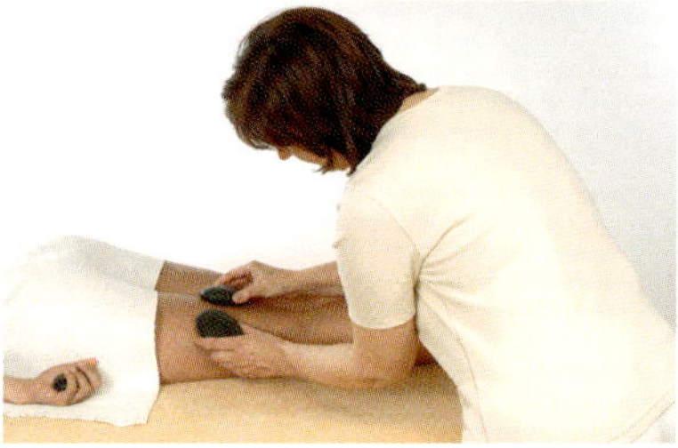

Kreisungen am Oberschenkel

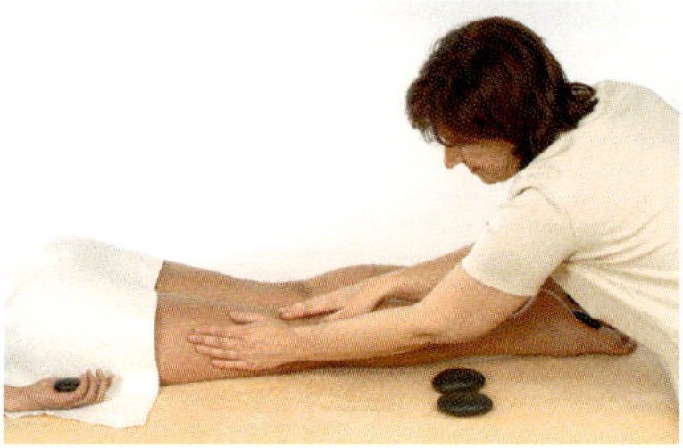

Ausstreichen des Beins mit den Händen, danach mit Hot Stones

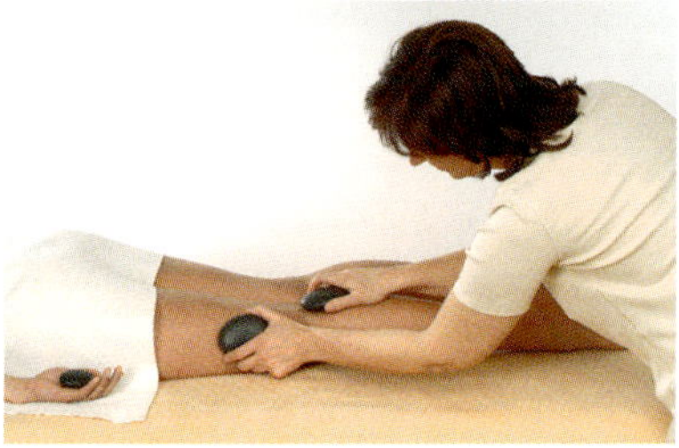

Ausstreichen mit Hot Stones, danach mit den Händen

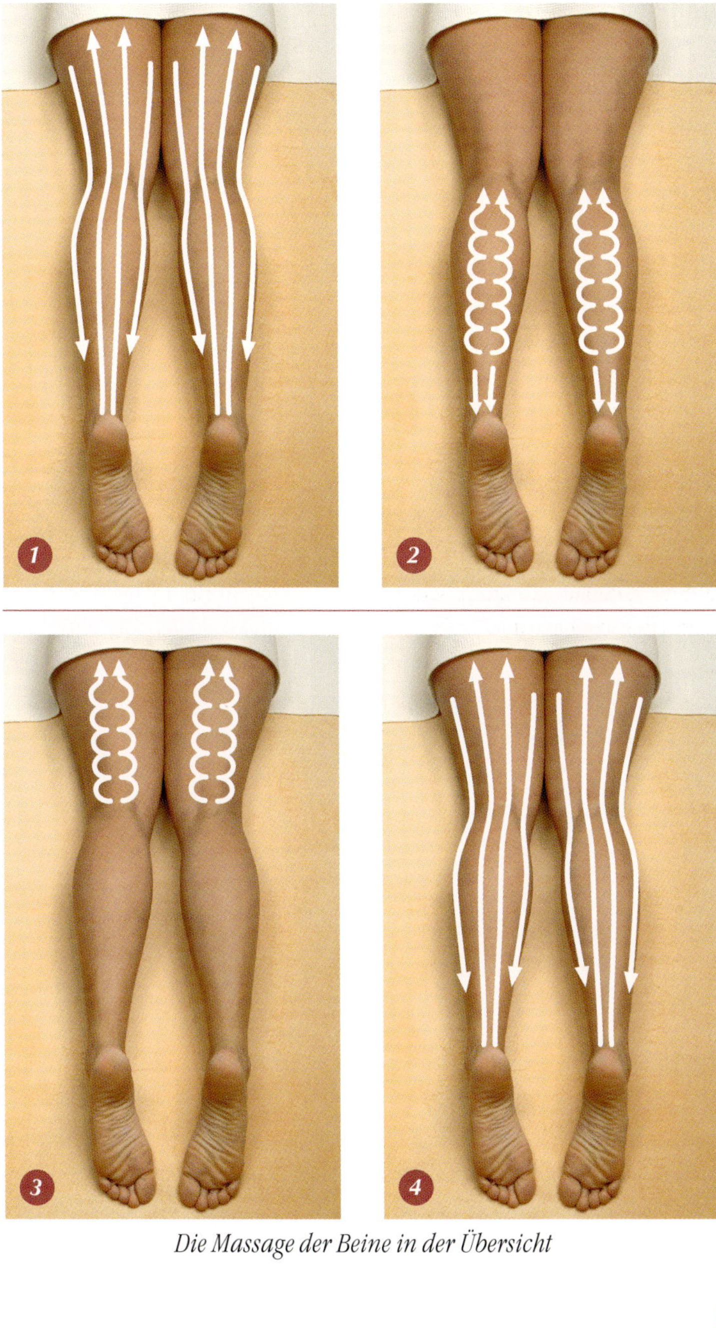

Die Massage der Beine in der Übersicht

Rückenlage

Bevor wir die zu behandelnde Person bitten, sich umzudrehen, entfernen wir die untergelegten Steine und legen diese zurück in das Wasserbad. Die zu behandelnde Person legt sich nun in Rückenlage. Liegt sie entspannt und bequem, schieben wir große warme Basaltsteine unter den Rücken. Hier beginnen wir mit großen Steinen im Bereich des Nabelchakra, legen jeweils zwei große Steine in die Nierengegend und, so weit es als angenehm empfunden wird, in den Bereich des Solarplexus. Der nächste große Stein liegt in der Thymusgegend, manchmal werden hier auch zwei mittlere Steine als angenehmer empfunden.

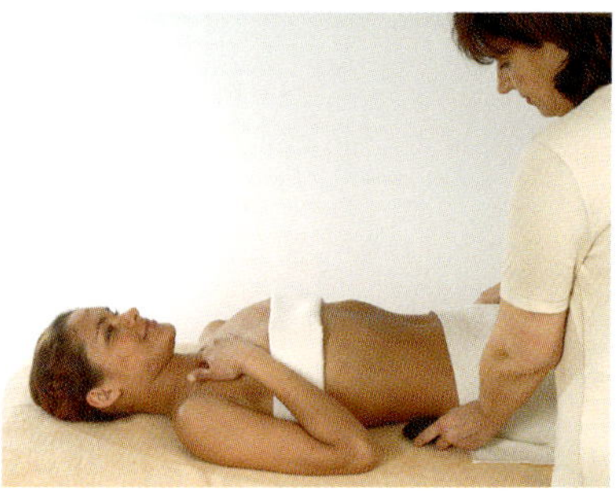

Unterlegen der Hot Stones

Bevor wir mit der Massage fortfahren, ölen wir die Vorderseite komplett ein. Nun legen wir warme Steine auf die Vorderseite des Körpers in den Bereich der Chakren. Folgende Reihenfolge hat sich hier bewährt: Wurzel, Nabel, Solarplexus, auch die Nebenchakren Leber und Milz können mit mittleren Steinen versehen werden.

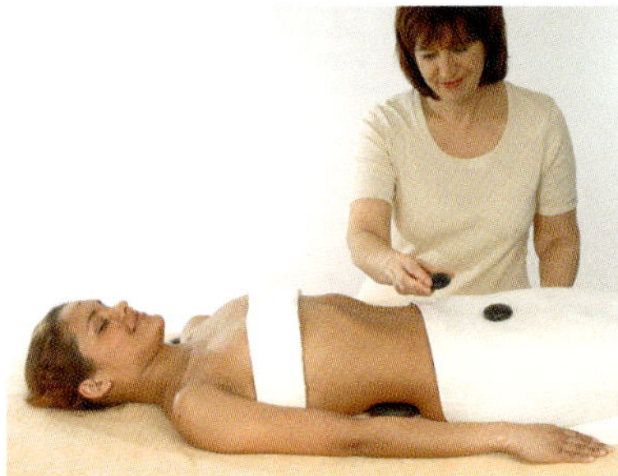

Auflegen der Chakrasteine

Dann folgen Herz, Thymus, Hals, Nase, Stirn und Scheitel. Der Stein für das Scheitelchakra muß nicht direkt auf dem Kopf aufliegen (dies gestaltet sich im Liegen auch etwas schwierig). Er kann oberhalb des Kopfes auf die Unterlage gelegt werden. Ab dem Halschakra verwenden wir kleine Steine. Einen wunderbaren lymphflußanregenden Effekt haben kleine warme Basaltsteine, die wir zwischen die einzelnen Zehen stecken, und Steine am Knie verbessern den Energiefluß der Beine. Im Gesicht können noch kleine Steine im Bereich der Nebenhöhlen aufgelegt werden, und es gibt noch zwei frisch aufgewärmte Steine für die Hände.

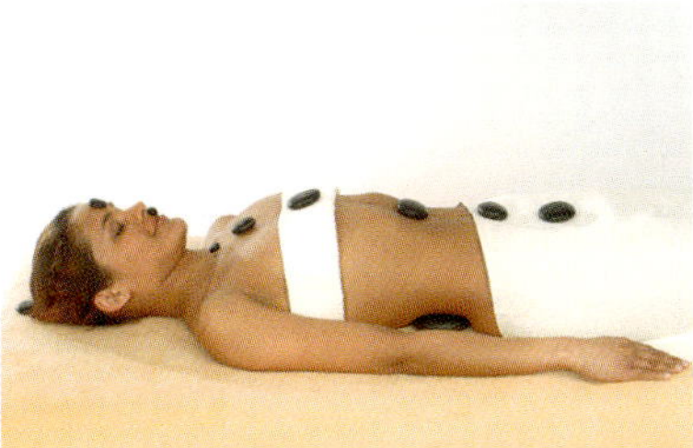

Die aufgelegten Chakrasteine

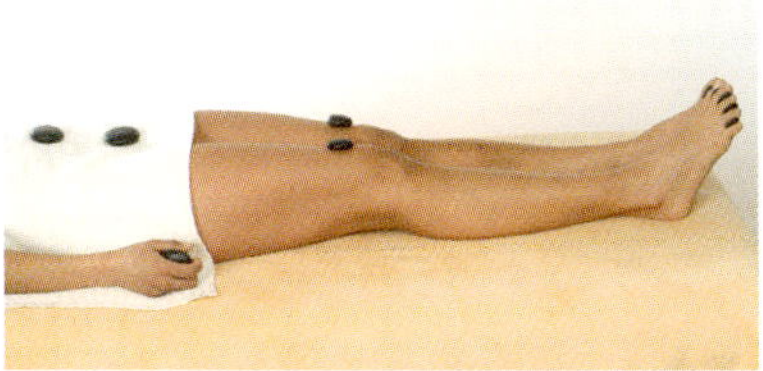

Hot Stones am Knie und zwischen den Zehen

Beine

Wir wählen zwei entsprechend große Steine, ölen diese und legen sie im Arbeitsbereich greifbar ab. Beginnend am Fußgelenk, streichen wir mit den Händen das ganze Bein aus.

Diesen Vorgang wiederholen wir jetzt mit den Steinen. Nun beginnen wir mit sanften Kreisen am Fußgelenk den Unterschenkel bis zum Knie zu massieren, streichen zurück und wiederholen dies dreimal. Die Kreisungen sollten dabei stets nach innen gerichtet sein.

Anschließend massieren wir rechts und links der Kniescheibe mit kreisenden Bewegungen. Wir gehen weiter zum Oberschenkel, der ebenfalls in nach innen gerichteten, sanft kreisenden Bewegungen ausmassiert wird - in der Mitte, der Innenseite und Außenseite. Ebenfalls dreimal. Es folgt die Ausstreichung mit den Steinen, die am Fußgelenk endet. Nun wird um den Knöchel mit aufgestelltem Stein massiert. Dann greifen wir um und massieren mit einem Stein die Fußsohle aus. Wir stellen den Stein auf, massieren mit kleinen Kreisen das vordere Quergewölbe und ziehen mit dem aufgestellten Stein die Längsgewölbe aus. Wir legen nun die Steine zur Seite und enden mit einer Ausstreichung mit den Händen über das ganze Bein. Anschließend wechseln wir die Seite und massieren das andere Bein in gleicher Abfolge.

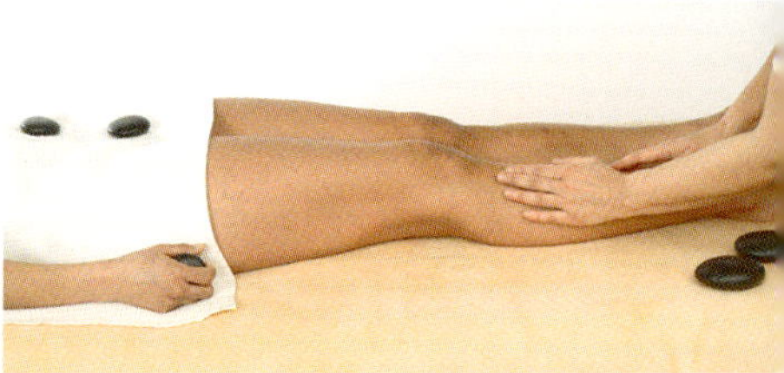

Ausstreichen des Beins mit den Händen

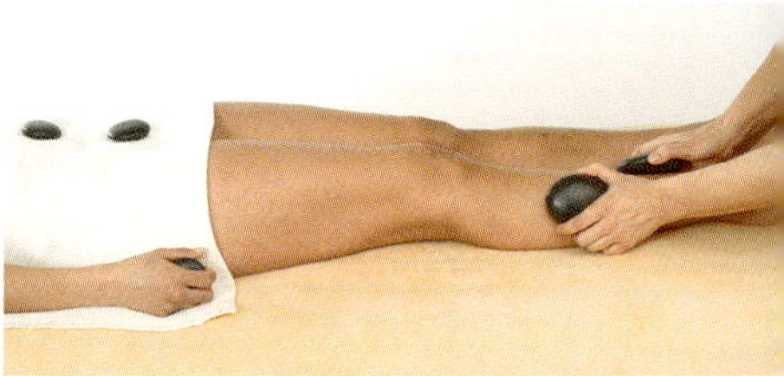

Ausstreichen des Beins mit Hot Stones

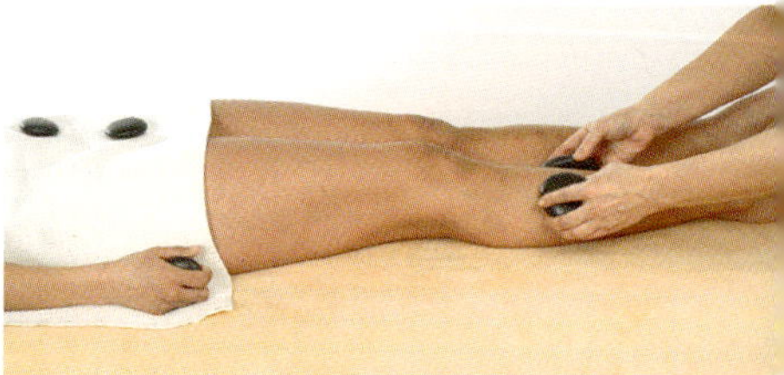

Kreisungen nach innen am Unterschenkel

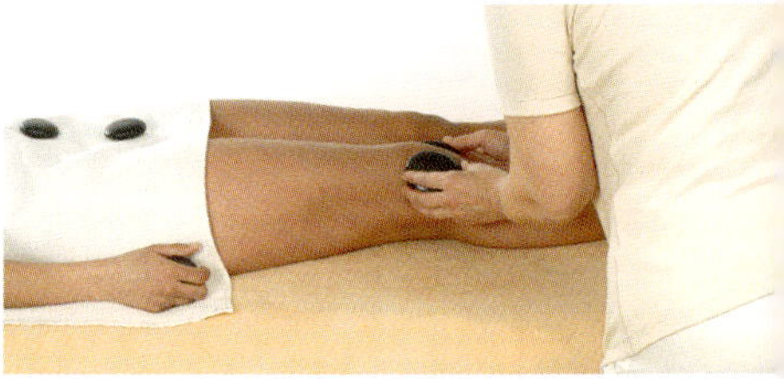

Kreisungen neben der Kniescheibe

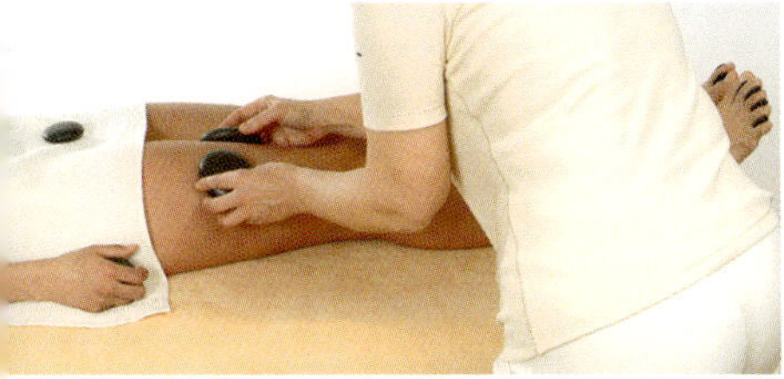

Kreisungen nach innen am Oberschenkel

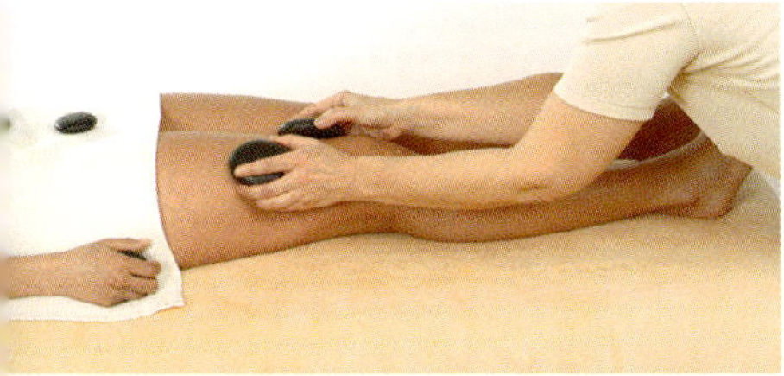

Ausstreichen des Beins mit Hot Stones

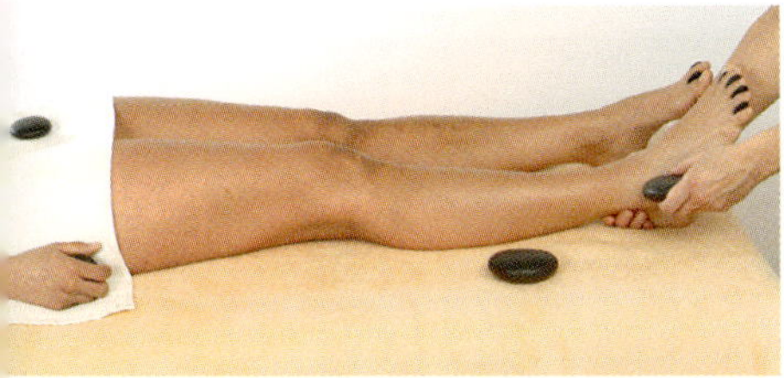

Massage des Knöchels

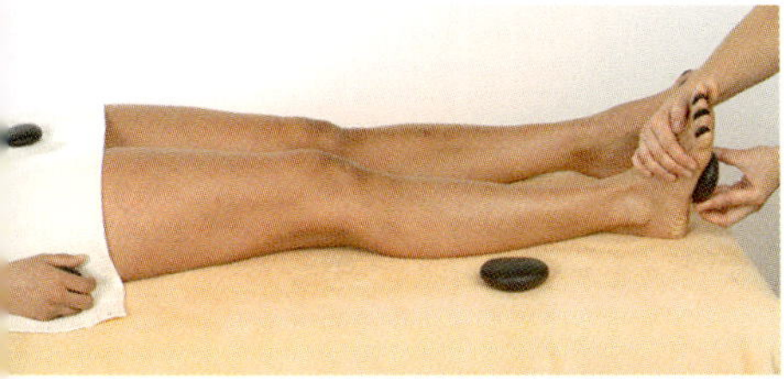

Massage der Fußsohle

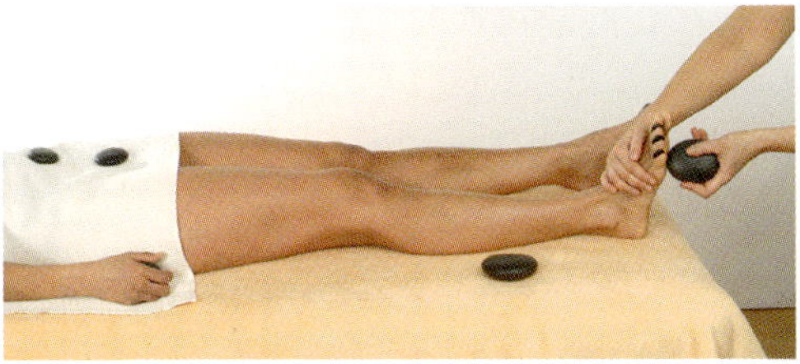

Massage des Quergewölbes am Fuß (kleine Kreise)

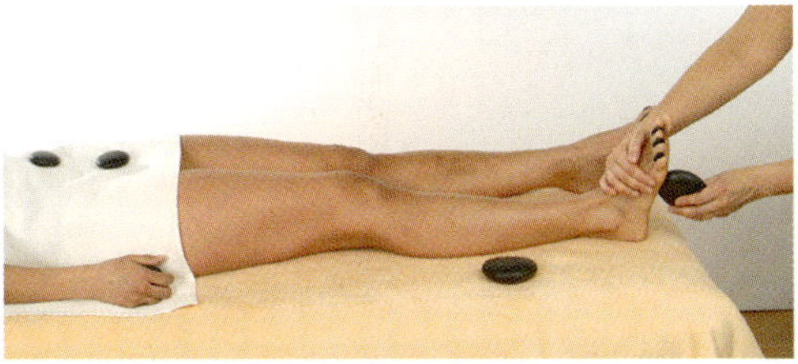

Ausziehen des Längsgewölbes

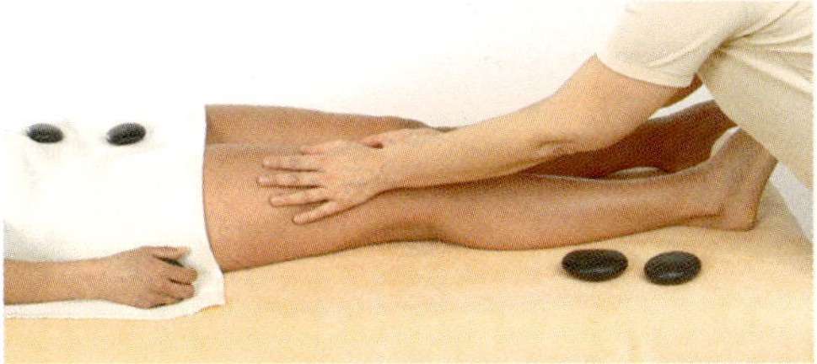

Ausstreichen des Beins mit den Händen

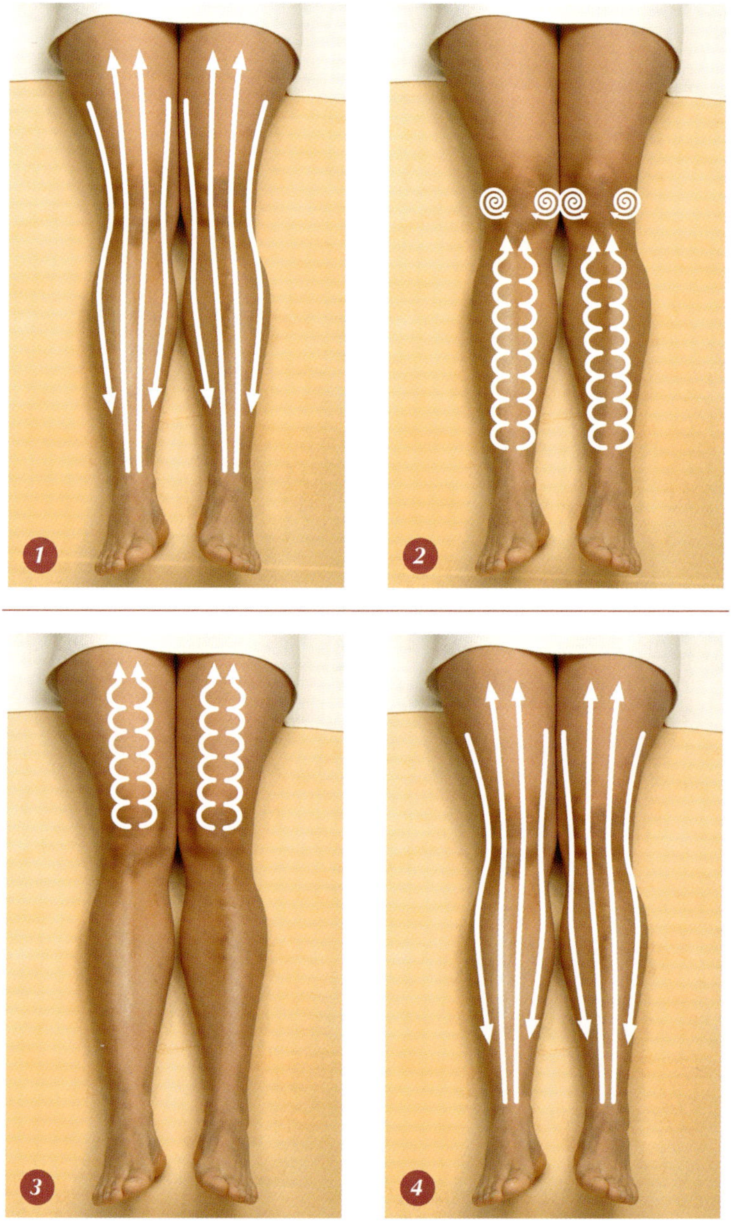

Die Beinmassage in der Übersicht

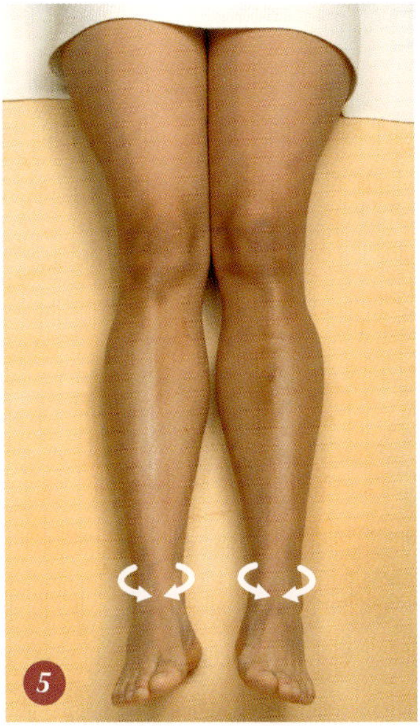

5

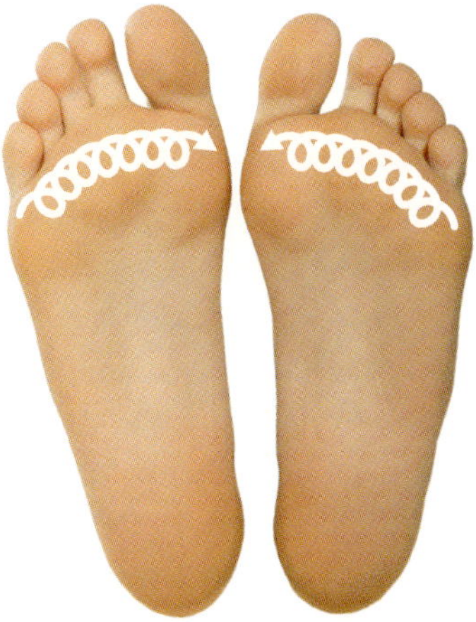

6

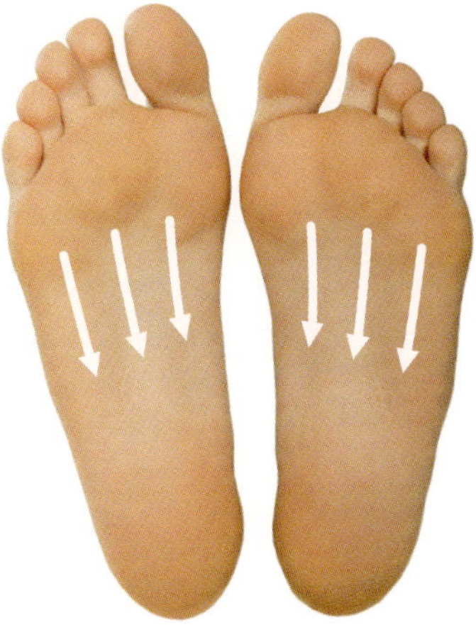

7

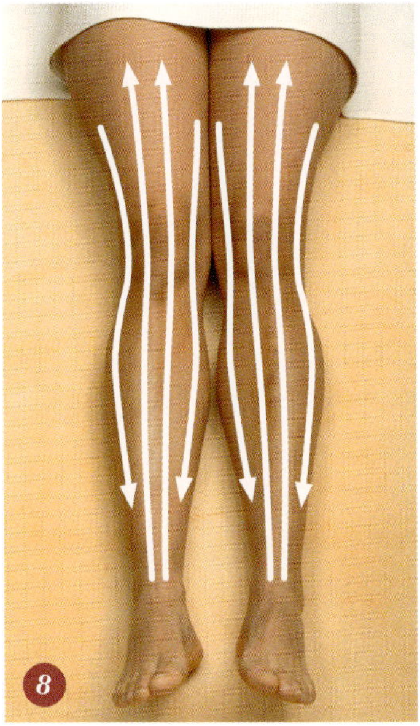

8

Arme

Wir wählen zwei entsprechend große Steine, ölen diese und legen sie im Arbeitsbereich greifbar ab. Es folgt eine Ausstreichung mit den Händen über den ganzen Arm, einschließlich Schulterbereich. Diesen Vorgang wiederholen wir anschließend mit den Steinen.

Nun drehen wir den Arm so, daß die Handfläche nach oben zeigt und streichen den Innenarm aus. Dann massieren wir mit sanften Kreisen vom Handgelenk aus. Insbesondere der Innenarm wird ausgiebig bearbeitet. Geendet wird wiederum mit einer Ausstreichung mit den Steinen bis zum Handgelenk. Jetzt legen wir einen Stein ab und massieren mit dem anderen Stein die Handfläche großflächig aus. Dann wird der Stein aufgestellt und der Sehnenbereich in der Handfläche ausgestrichen. Ebenso die Sehnen am inneren Unterarm. Wir legen nun den Stein zur Seite und enden mit einer Ausstreichung mit den Händen über den ganzen Arm. Anschließend wechseln wir die Seite und massieren den anderen Arm in gleicher Abfolge.

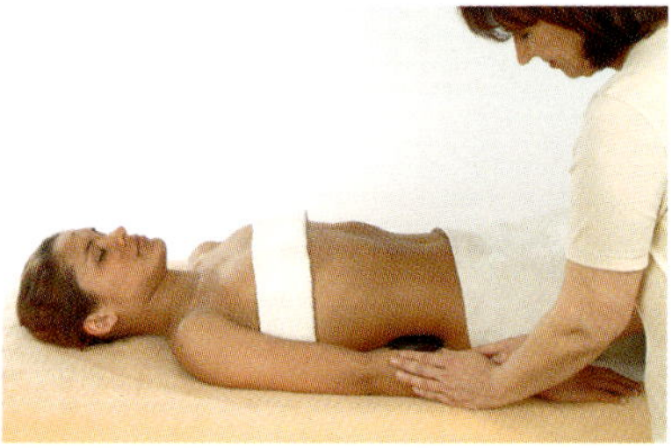

Ausstreichen des Arms mit den Händen

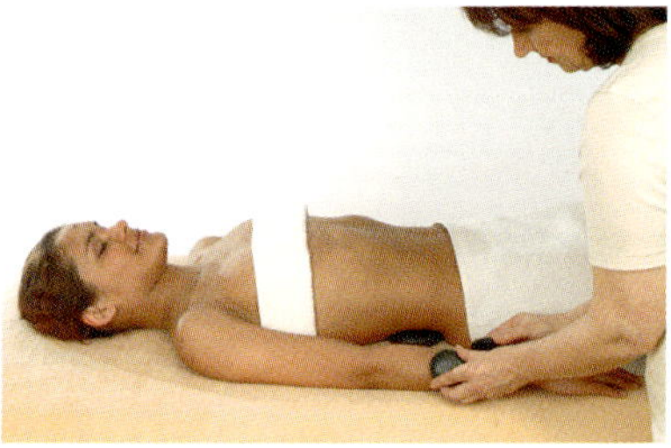

Ausstreichen des Arms mit Hot Stones

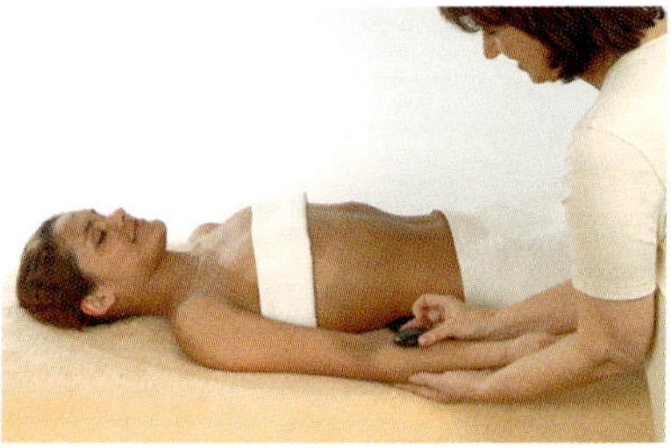

Ausstreichen des Innenarms mit Hot Stones

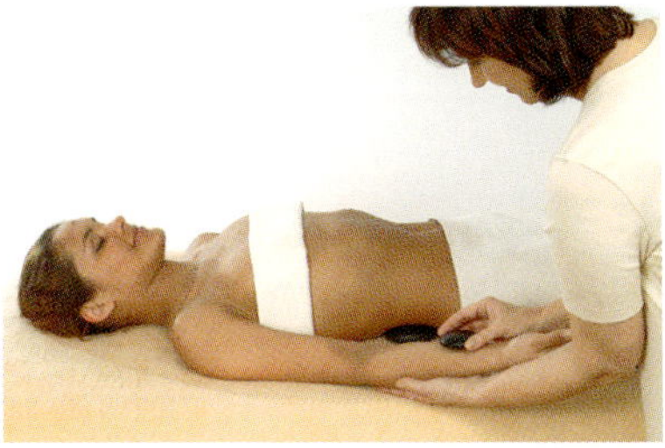

Massage des Innenarms in sanften Kreisen

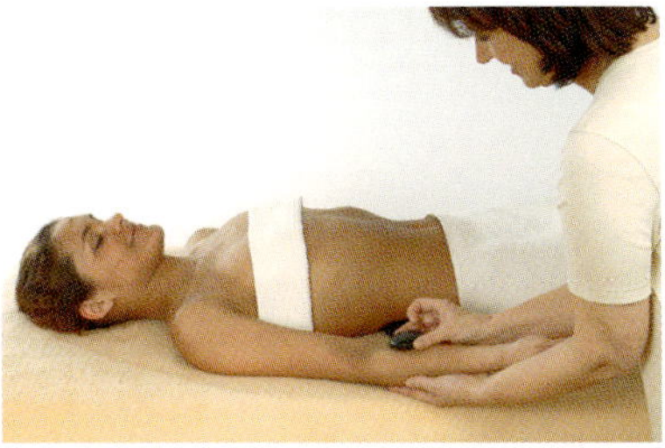

Ausstreichen des Innenarms mit Hot Stones

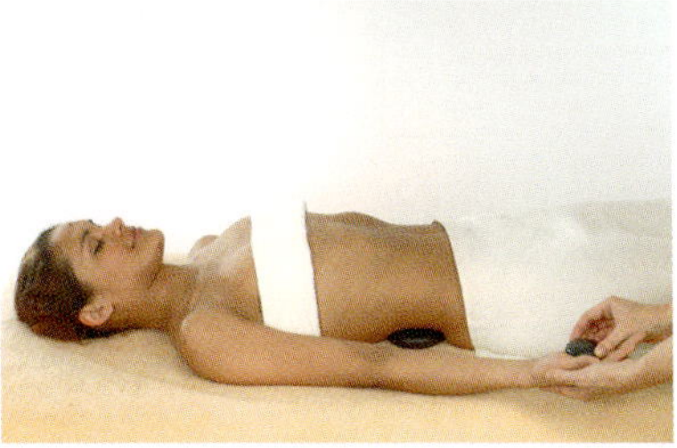

Massage der Handfläche

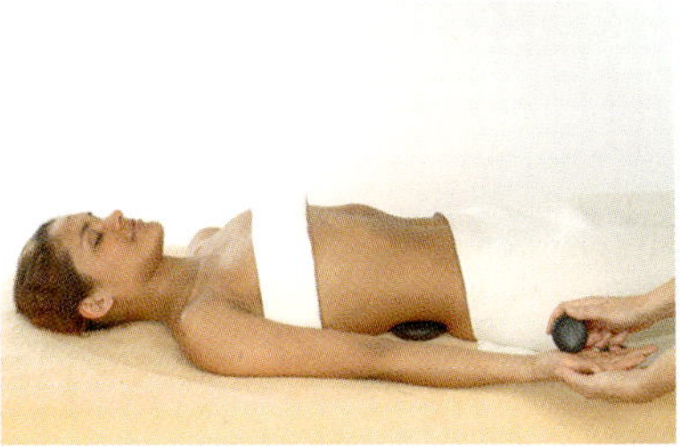

Ausstreichen der Handfläche

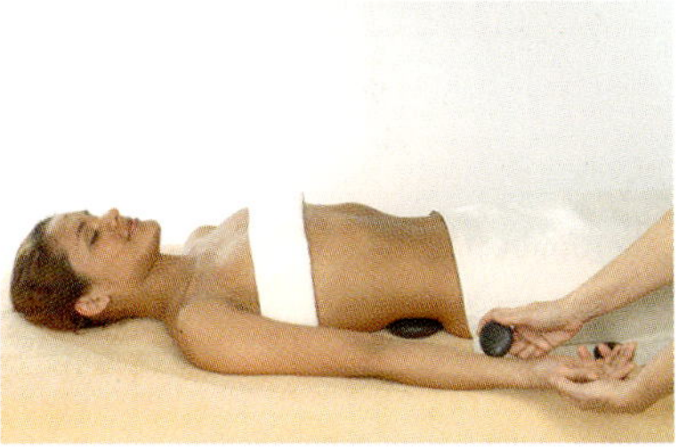

Ausstreichen der Sehnen des Innenarms

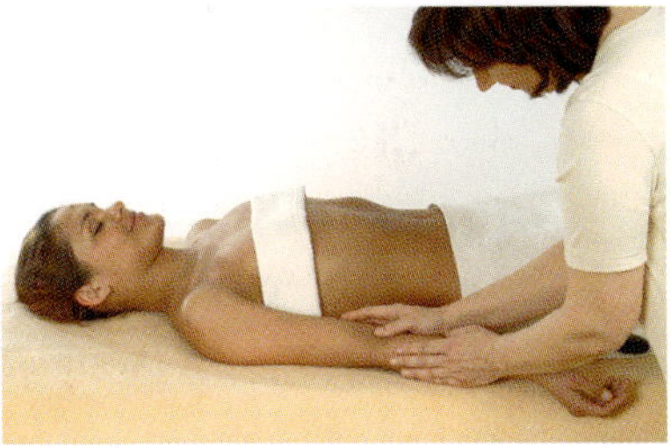

Ausstreichen des Arms mit den Händen

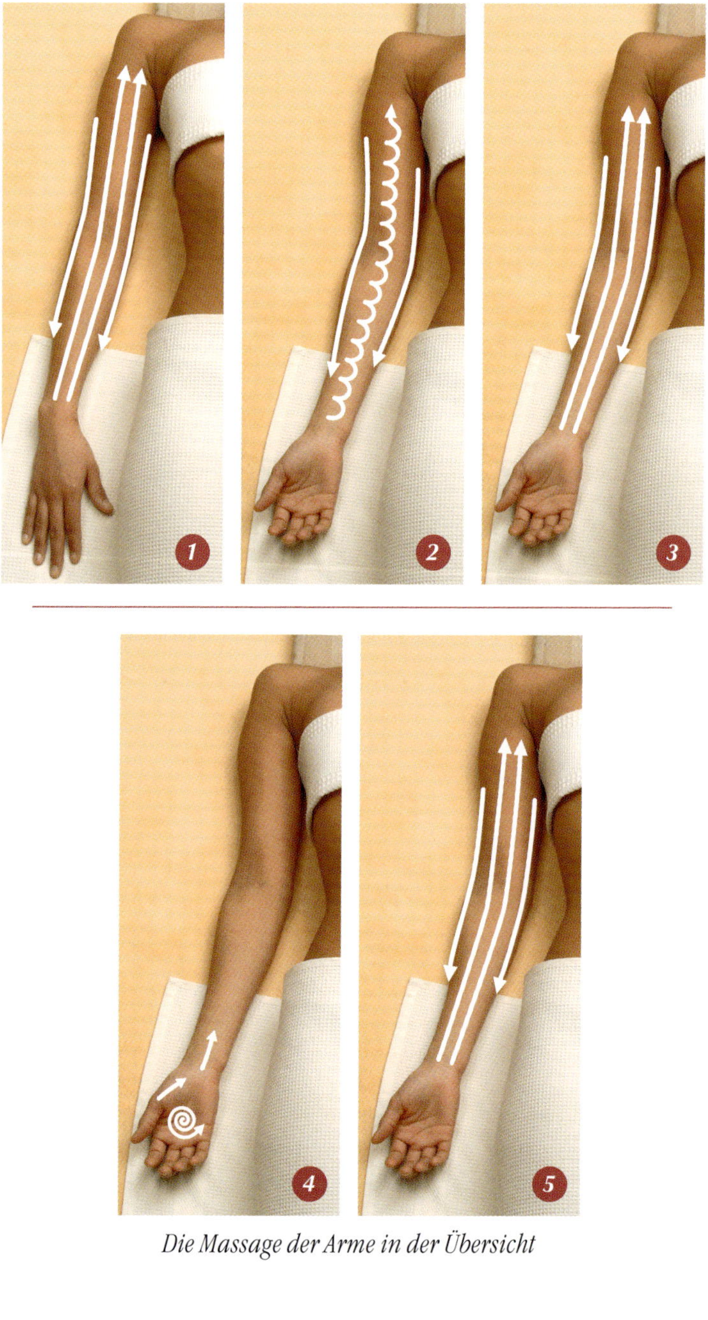

Die Massage der Arme in der Übersicht

Dekolleté und Nacken

Zunächst entfernen wir die Chakrensteine von Stirn und Scheitel, da der Kopf während der Massage des Nackens leicht zur Seite gedreht werden muß. Für Dekolleté und Hals werden zwei entsprechend große Steine gewählt, geölt und zur Seite gelegt. Mit den Händen erfolgt eine Ausstreichung über das Dekolleté. Diesen Vorgang wiederholen wir anschließend mit den Steinen

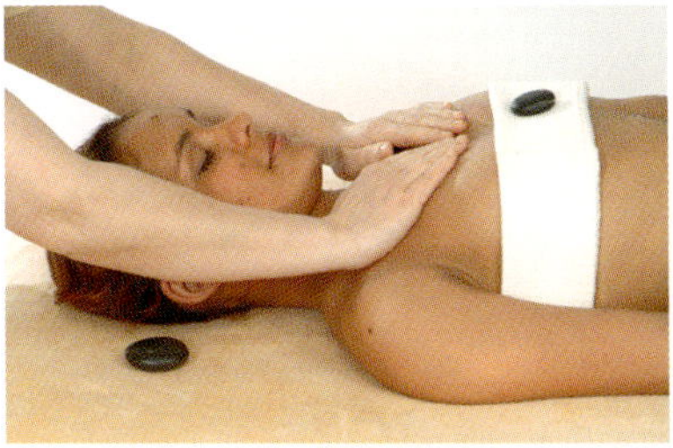

Ausstreichen Dekolleté mit den Händen

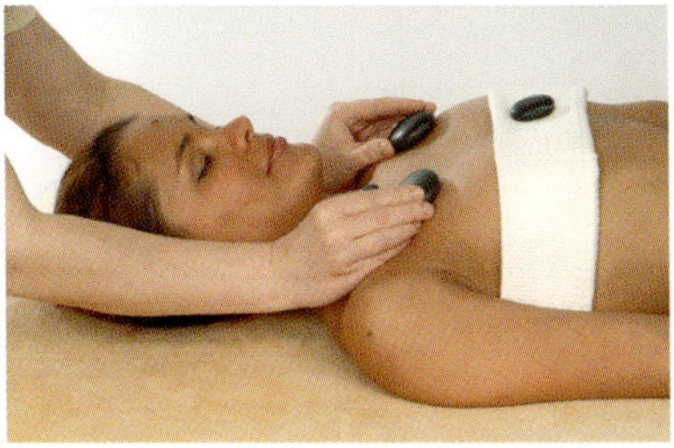

Ausstreichen Dekolleté mit Hot Stones

Danach drehen wir den Kopf sanft zur Seite. Jede Seite wird nun separat bearbeitet, während der zweite Stein im ruhenden Gebiet im Schulterbereich abgelegt wird. Die zu massierende Seite wird in kreisenden Bewegungen von der Schulter bis in den Nacken ausmassiert. Anschließend wird mit aufgestelltem Stein ausgezogen und der Ansatz des Trapezius (des großen »Kapuzenmuskels«) im Nacken wird ebenfalls in

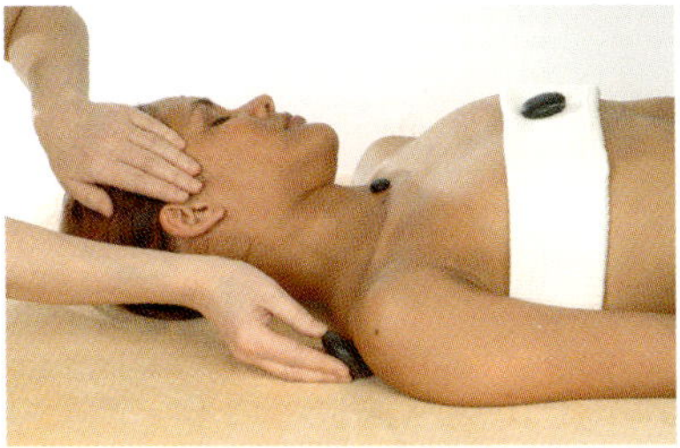

Kreisende Massage von der Schulter zum Nacken

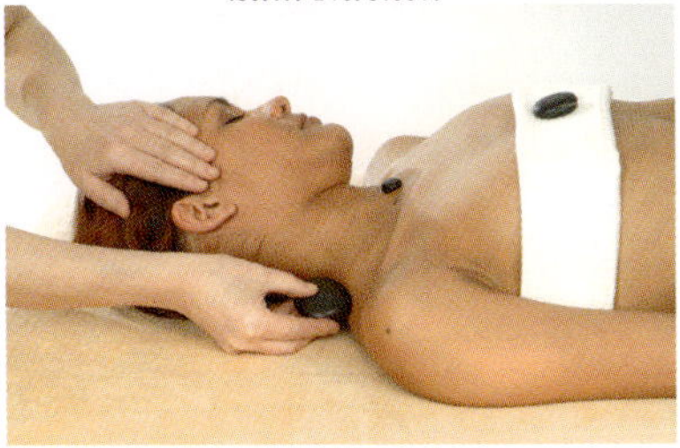

Ausziehen von der Schulter zum Nacken

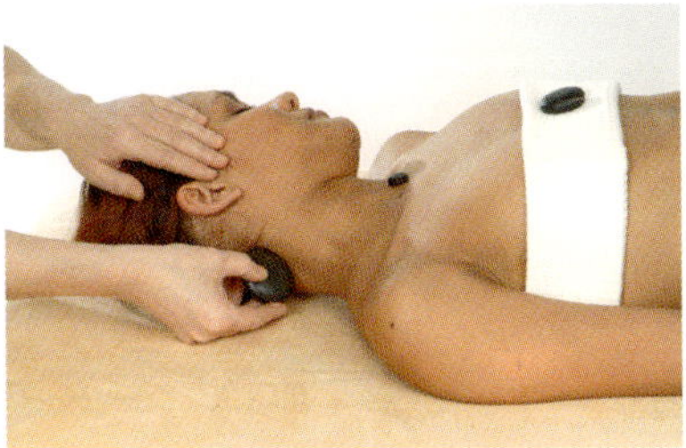

Kreisende Massage am Trapeziusansatz

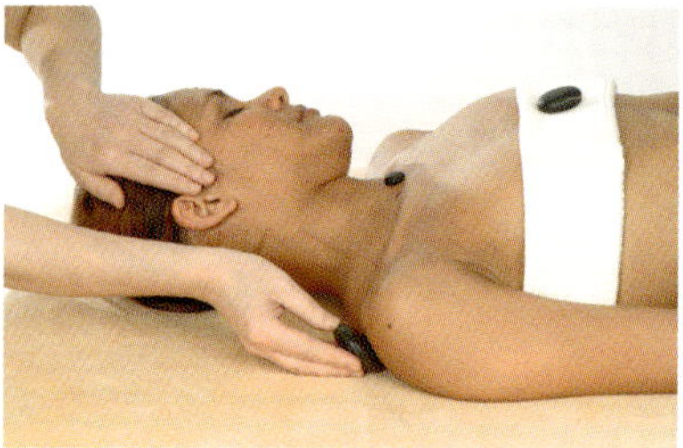

Ausstreichen vom Nacken zur Schulter

kleinen kreisenden Bewegungen massiert. Geendet wird jeweils mit Ausstreichungen in Richtung Schulter. Das Massieren der anderen Seite erfolgt in gleicher Abfolge.

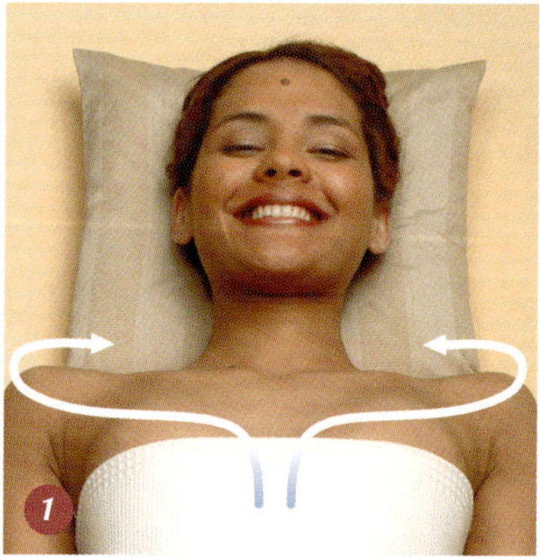

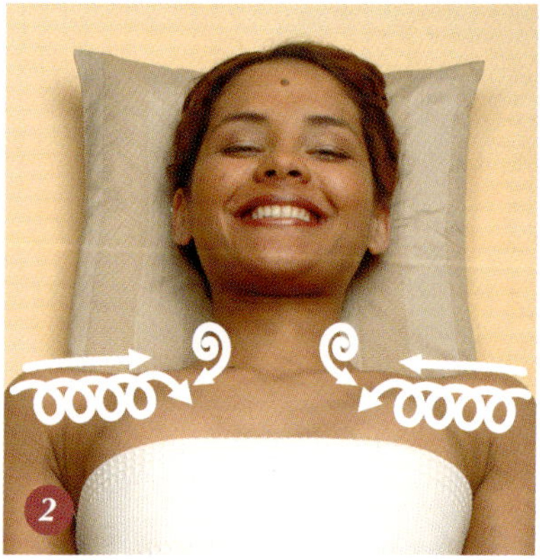

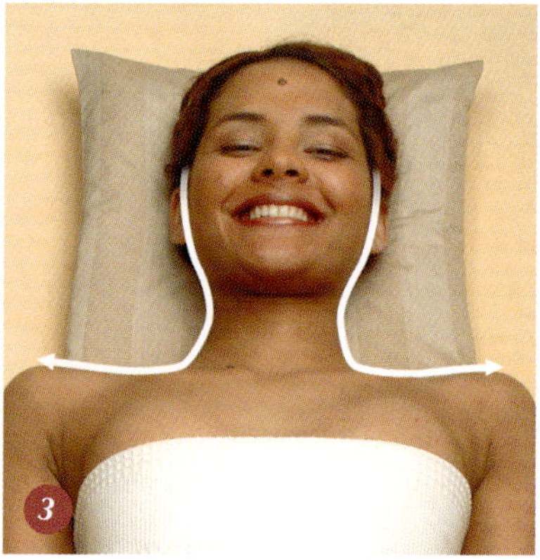

Die Massage von Dekolleté und Nacken in der Übersicht

Kopf

Wir wählen zwei Steine in Ohrmuschelgröße aus und machen zunächst Kreisungen mit den Händen und anschließend mit den Steinen am Ohr und hinter dem Ohr. Danach wird das Ohr noch einmal mit den Händen massiert. Mit zwei frischen Steinen wird nun der behaarte Kopf im Verlauf der Meridiane mit Ausstreichungen und kreisenden Bewegungen massiert.

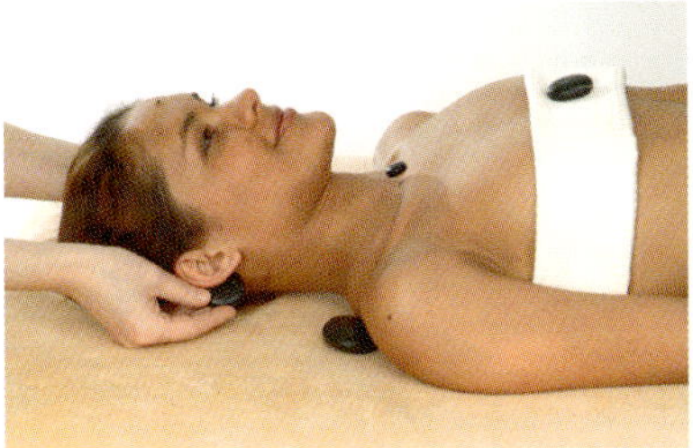

Kreisungen hinter dem Ohr

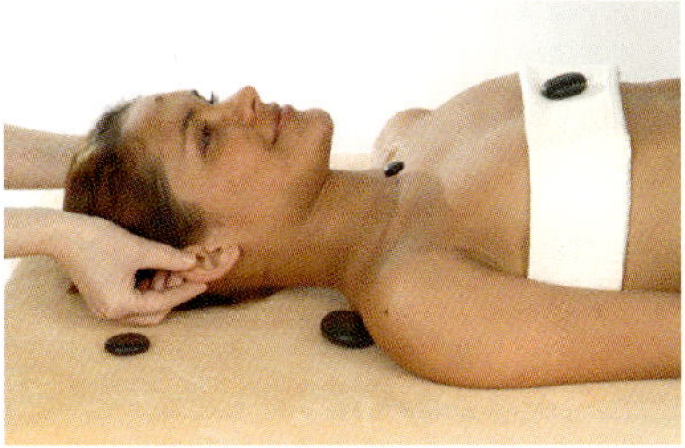

Massage am Ohr mit den Händen

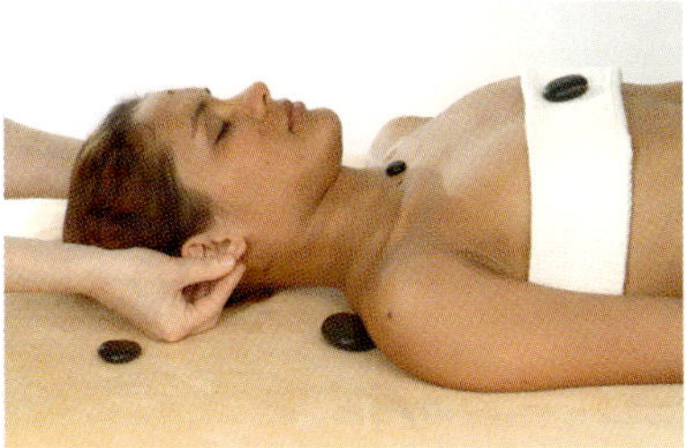

Kreisungen am Ohr mit den Händen

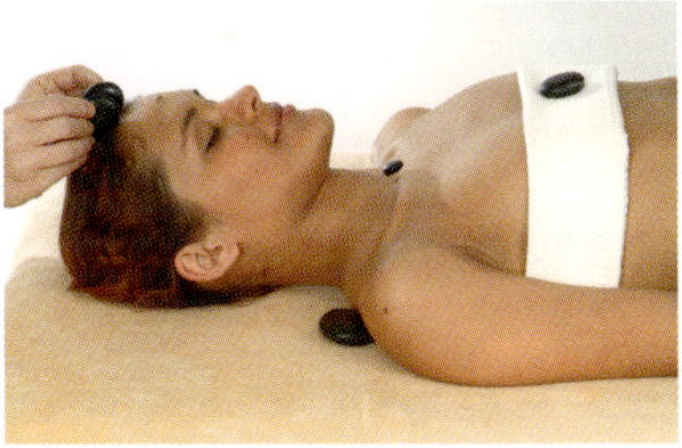

Ausstreichen am Kopf

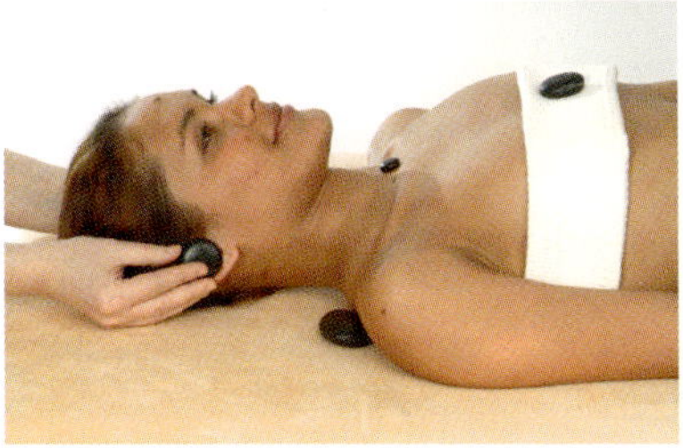

Kreisungen am Ohr mit Hot Stones

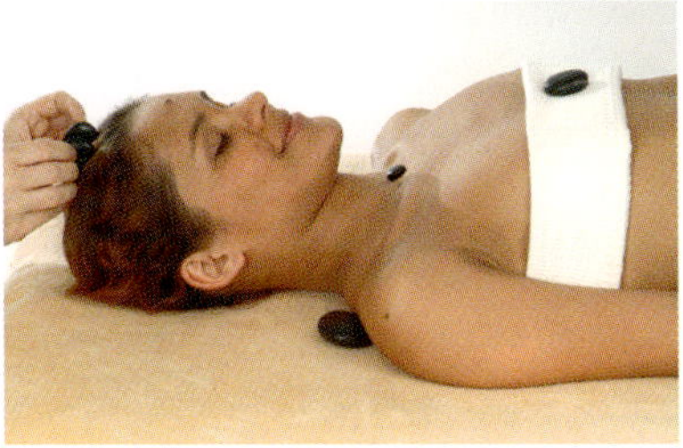

Massage am Kopf mit Kreisen

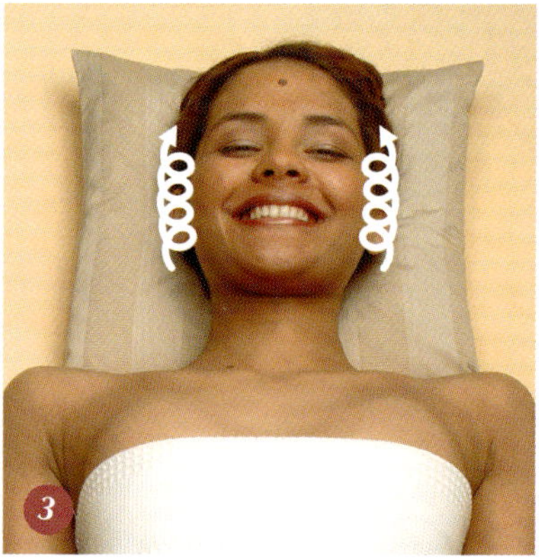

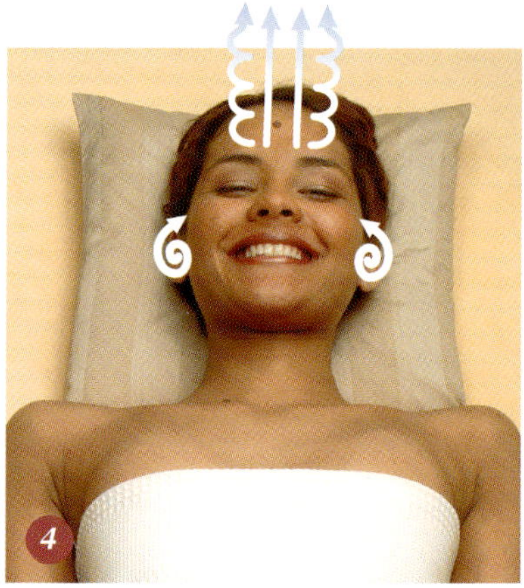

Die Kopfmassage in der Übersicht

Beenden Sie die Ganzkörpermassage nach Abschluß des Kopfbereiches mit einem sanften Druck an der Schulter, um sich in Harmonie vom Körper des Kunden zu verabschieden.

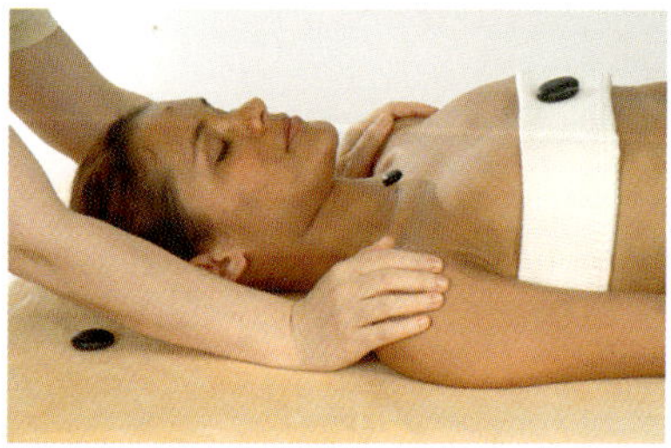

Die Gesichtsmassage

Ablauf der Massage

Wählen Sie zwei kleine, erwärmte Basaltsteine, welche gut mit den Fingern zu halten sind, oder zwei erwärmte Edelsteingriffel. Bevor wir mit der Massage beginnen, legen wir kleine Steine im Bereich der Nebenhöhlen und der Chakren auf.

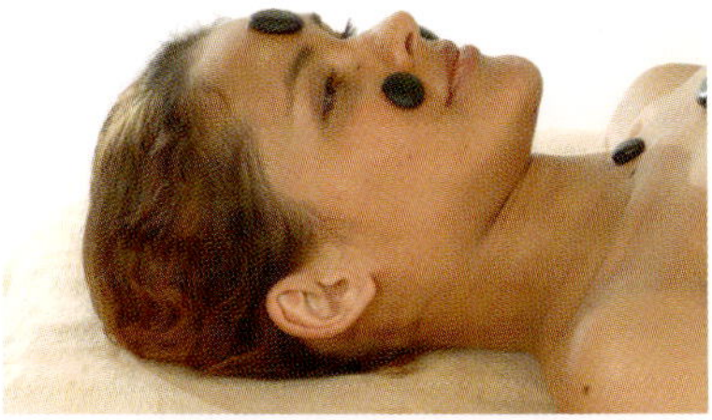

Anschließend nehmen wir den Kopf der zu behandelnden Person in unsere Hände und lassen ihn dort eine Weile ruhen.

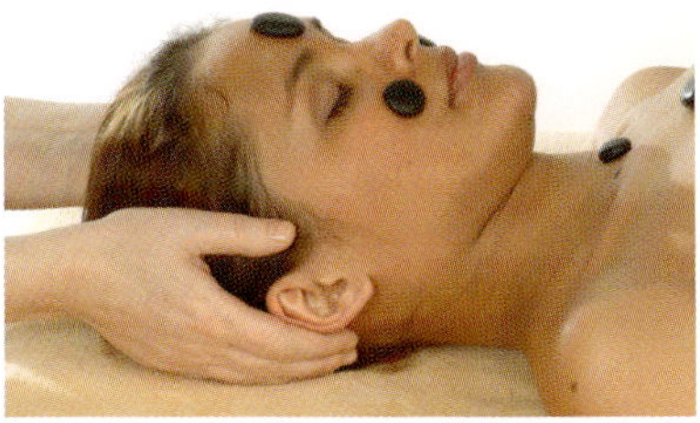

Nutzen Sie diese Zeit, um sich ganz auf die vor Ihnen liegende Person und auf die Massage einzustellen. Wir nehmen zunächst die Hände ruhig und langsam vom Kopf und anschließend auch die aufgelegten Steine vom Gesicht. Danach ölen wir das Gesicht leicht ein und streichen es mit den Händen zwei- bis dreimal sanft von der Mitte nach außen aus.

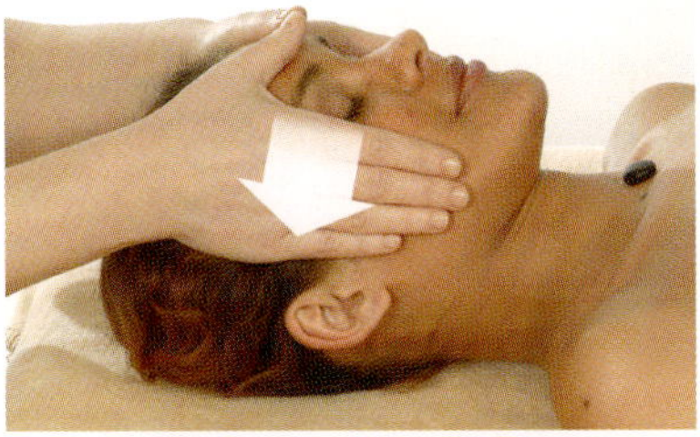

Jetzt nehmen wir die Steine und beginnen auf der Stirn mit großen, ineinanderlaufenden Kreisen zu massieren.

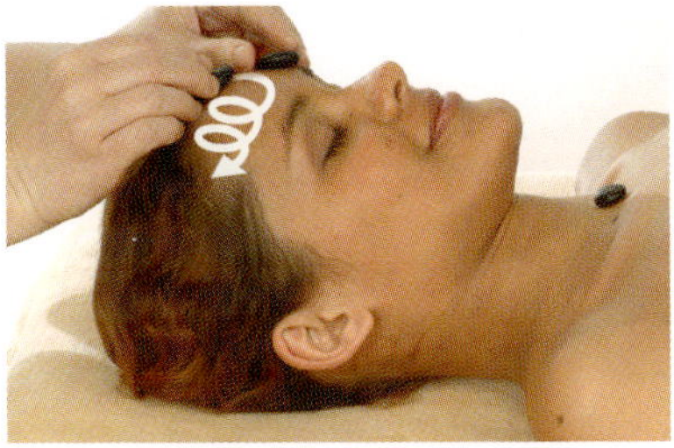

Anschließend streichen wir oberhalb der Augenbrauen von innen nach außen aus.

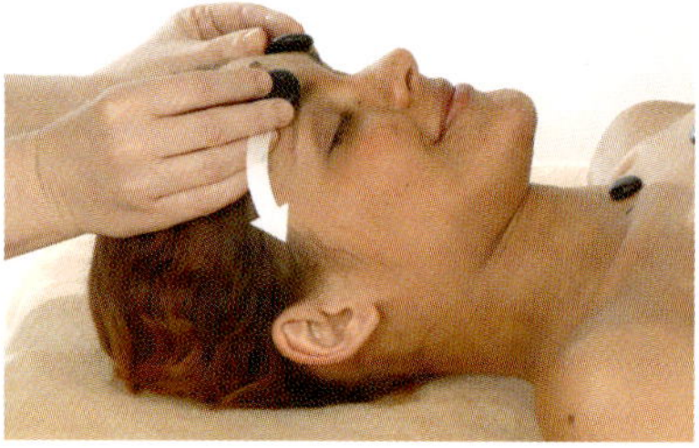

Die Zornesfalte wird dann im Wechsel von der Nasenwurzel in Richtung Stirn ausgestrichen.

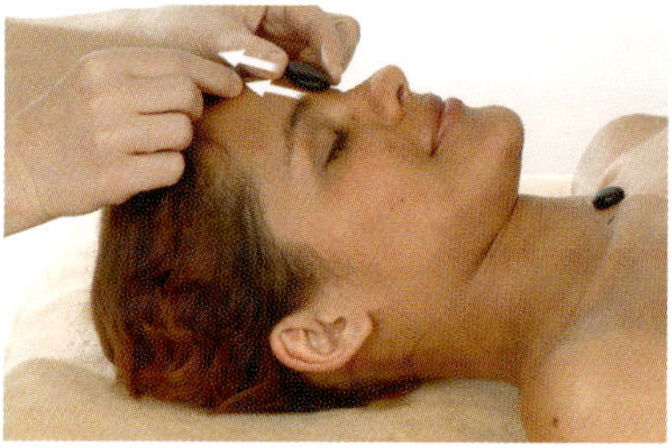

Wir ziehen nun mit den Steinen zur Schläfe und massieren dort in kleinen Achten.

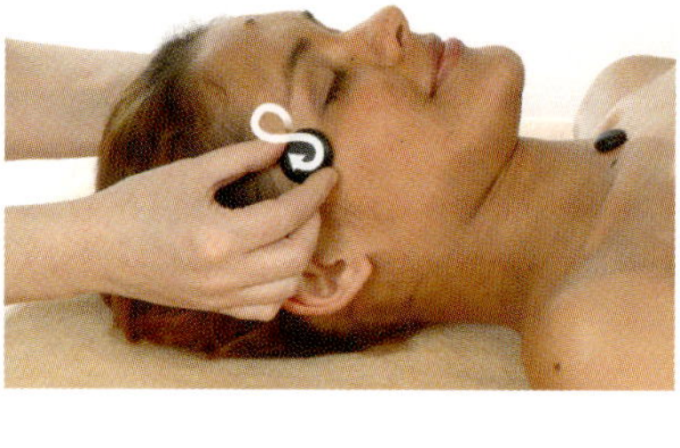

Jetzt setzen wir die Steine unterhalb des Jochbeins an und massieren in kleinen kreisenden Bewegungen zu den Ohren hin.

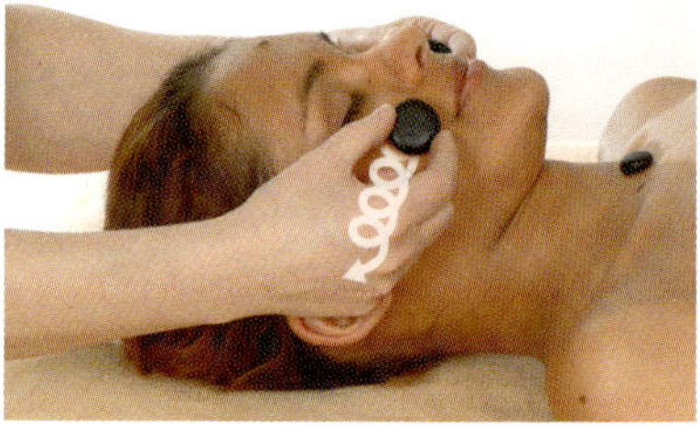

Weiter geht es mit dem Kreisen der Wangen.

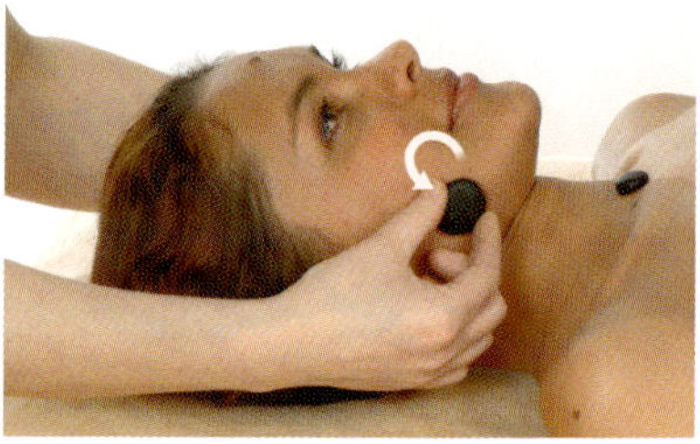

Anschließend kreisen und streichen wir im Bereich des Ober- und Unterkiefers von der Gesichtsmitte nach außen sanft aus.

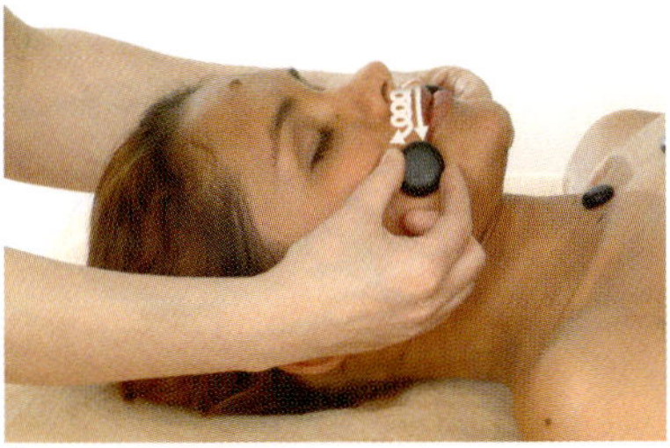

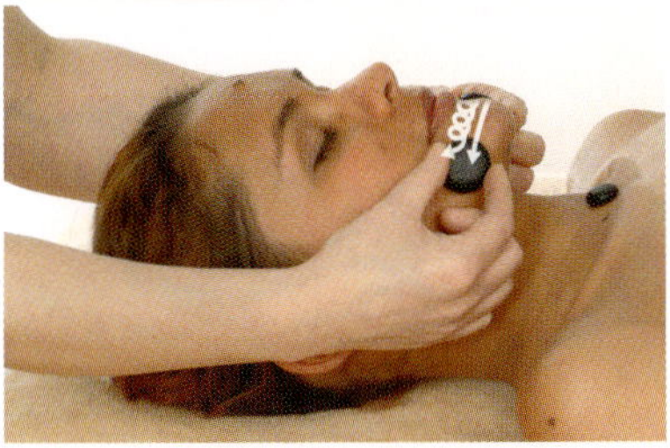

Wir legen die Steine beiseite und beenden die Massage - wie begonnen - mit sanften Ausstreichungen mit den Händen.

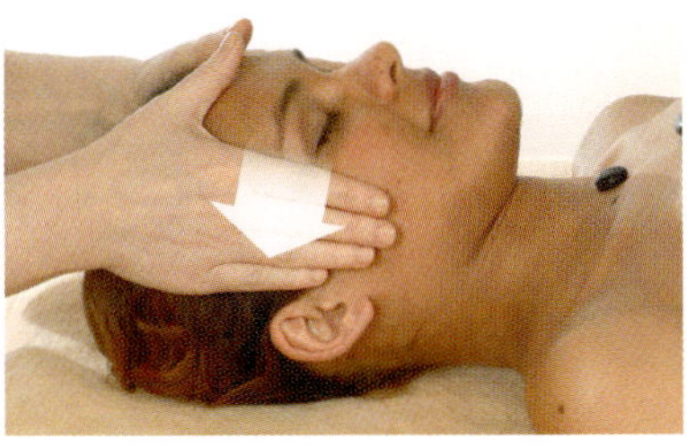

Jetzt legen wir die Steine noch einmal auf das Gesicht auf und lassen die behandelte Person noch etwas nachruhen.

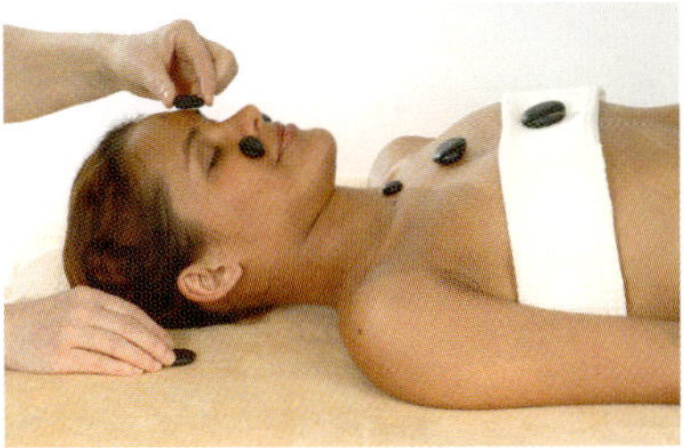

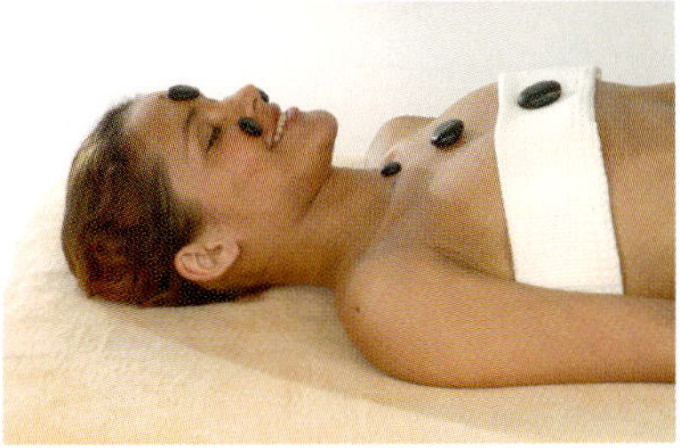

Sie können natürlich auch hier ganz intuitiv arbeiten und Kenntnisse aus anderen Massagebereichen mit einfließen lassen oder einfach mit den Steinen »spielen«.

Edelstein-Massagegriffel

Edelstein-Massagegriffel sind 8 bis 10 cm lange konisch verlaufende Edelsteine, die durch ihre Form besonders gut in der Hand liegen. Sie können die folgenden Steine bei der Gesichtsmassage alternativ zum Basalt verwenden.

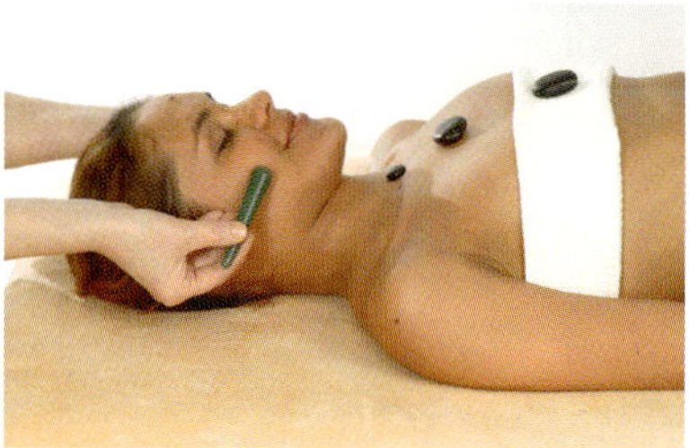

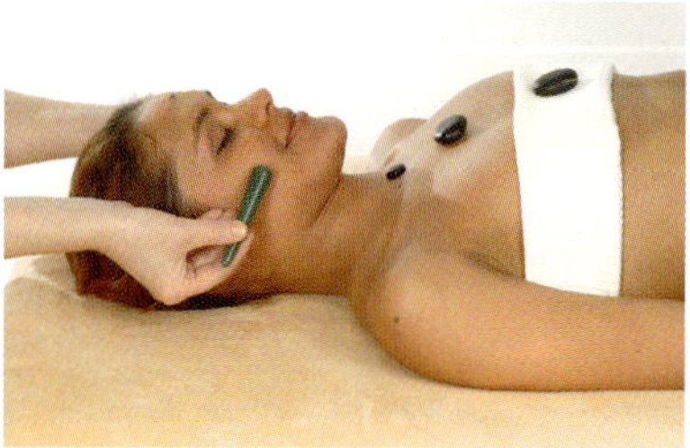

Gesichtsmassage mit Edelsteingriffeln

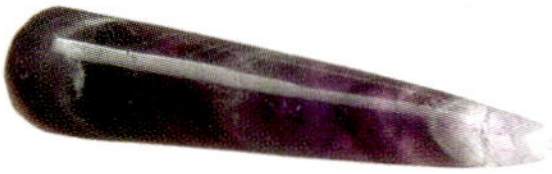

Amethyst hilft bei Kopfschmerzen, Verspannungen der Gesichtsmuskulatur und Hautunreinheiten wie z.B. Akne. Amethyst gilt als sehr guter Meditationsstein, denn er hilft, die Gedanken einfach fließen zu lassen, und er trägt zu einem tiefen inneren Frieden bei. Amethyst fördert ebenso die Entspannung wie ein klares Bewußtsein.

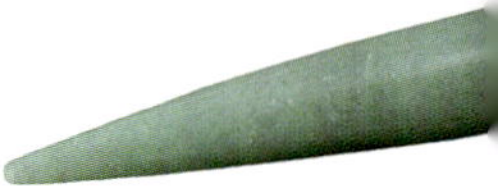

Aventurin reinigt Bindegewebe und Haut, hilft bei stoffwechselbedingten Kopfschmerzen und gereizten Nerven und hat sich auch bei Folgen übermäßiger Sonneneinstrahlung (Sonnenbrand und Sonnenstich) bewährt. Aventurin ist einer der besten Steine für den ganzen Kopfbereich und zaubert ein strahlendes Gesicht herbei. Zudem vertreibt er die kreisenden Gedanken aus dem Kopf und hilft so, sich tiefer zu entspannen.

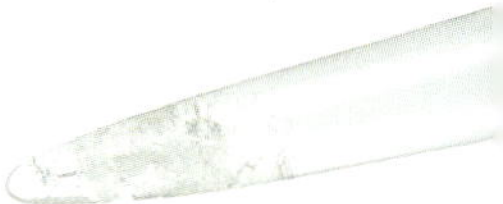

Bergkristall eignet sich sehr gut, um Energien auszugleichen. Durch seinen positiven Einfluß auf die Nervenbahnen beruhigt und entspannt er dort, wo zu viel Energie ist. In energieschwachen Zonen dagegen wirkt er anregend, jedoch genau im richtigen Maß. Bergkristall wird in der Gesichtsmassage gerne wegen seiner klärenden Eigenschaften verwendet und fühlt sich vor allem im Bereich der Augen wundervoll an.

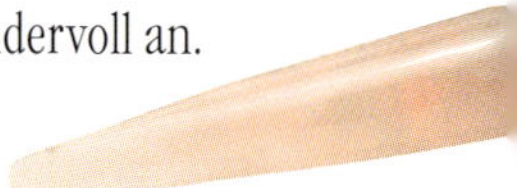

Rosenquarz regt die Durchblutung der Haut an. Nach einer Behandlung mit Rosenquarz erscheint die Haut rosig und frisch und fühlt sich oftmals samtig weich an. Rosenquarz stärkt die Liebe zu uns selbst und hilft, uns so anzunehmen, wie wir sind.

Ablauf der Behandlung

Wir setzen oder stellen uns wieder neben unseren Klienten und stimmen uns auf diesen ein. Dazu kann es hilfreich sein, ein paar Atemzüge im selben Rhythmus zu atmen. Auf diese einfache Weise kommen wir miteinander in Resonanz. Mit der linken Hand spüren wir nun zuerst das Wurzelchakra ab. Wir nehmen dessen Energie wahr und lassen unsere rechte Hand intuitiv den passenden Stein aus einem Schälchen mit verschiedenen Steinen auswählen. Diesen ersten Stein legen wir auf das Schambein auf.

Als nächstes spüren wir das Nabelchakra ab und legen den hierfür erfühlten Stein etwa zwei Fingerbreit unterhalb des Bauchnabels auf. Den Stein für den Solarplexus legen wir oberhalb des Bauchnabels in der Magengegend ab, den für das Herzchakra in die Körpermitte auf Höhe des Herzens. Den Thymusstein legen wir ins obere Drittel des Brustbeins, genau zwischen Herz und Kehlkopfgrube. Den Stein fürs Halschakra bitte unterhalb des Kehlkopfes in das Grübchen legen, direkt auf dem Kehlkopf kann er als sehr unangenehm empfunden werden. Der ausgewählte Stein für das Nasenchakra liegt im

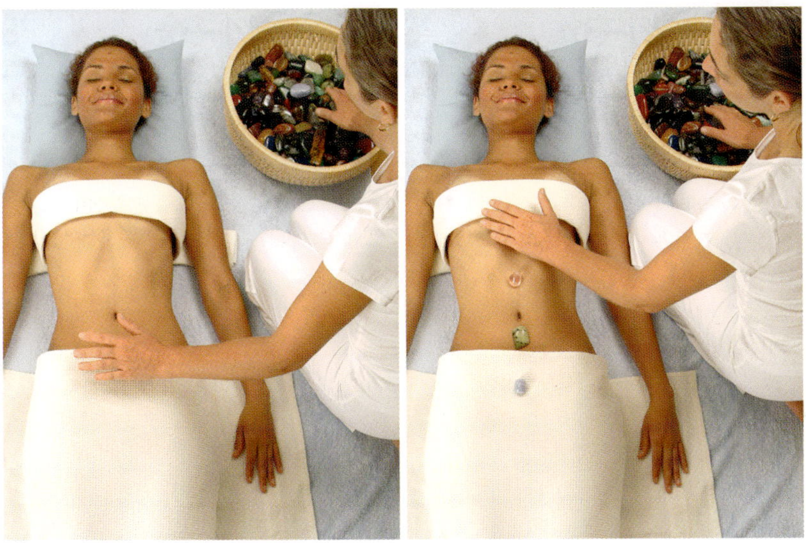

Intuitive Wahl der Edelsteine

Grübchen der Oberlippe. Den Stirnchakrastein legen wir zwischen die Augenbrauen auf das »Dritte Auge«, der Stein für das Scheitelchakra wird oberhalb des Kopfes auf die Massageliege gelegt. So lassen wir den Behandelten einige Zeit ruhen.

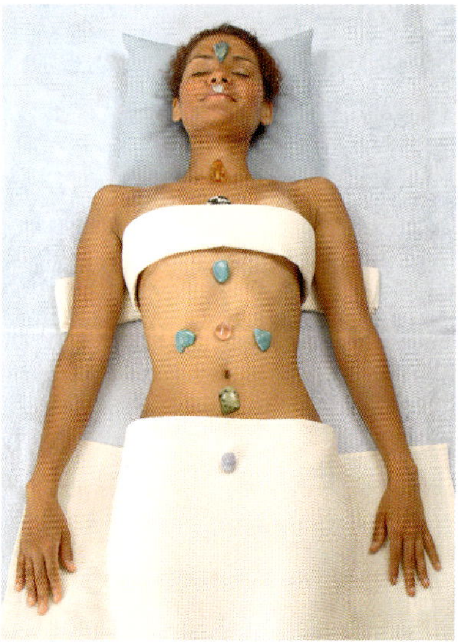

Zum Abschluß unserer Behandlung entfernen wir die aufgelegten Chakrensteine. Manche können wie »angeklebt« scheinen. Diese lassen wir einen Moment länger liegen, denn sie »arbeiten noch«. Wenn Sie den letzten Stein entfernt haben, ist es fast immer so, daß ihr Klient tief durchatmet oder die Augen öffnet. Erkundigen Sie sich nach seinem Befinden und teilen Sie ihm mit, daß er noch einen Moment liegenbleiben und genießen darf. Denken Sie bitte auch daran, übernommene Energien zurückzutauschen und den Raum und die Steine zu reinigen.

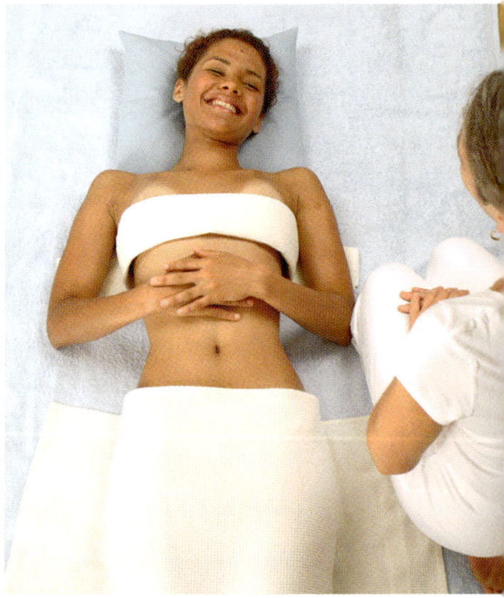

Edelsteinauswahl

Die im folgenden beschriebenen Edelsteine bieten eine kleine Auswahl von Steinen, die sich bei der Chakrenbehandlung bewährt haben. Diese Auswahl hat keinen Anspruch auf Vollständigkeit und kann von Ihnen nach Belieben reduziert oder ergänzt werden.

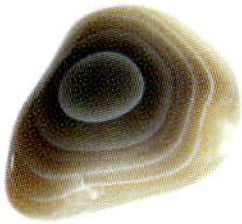

Achat ist ein klassischer Schutzstein. Er hilft gegen äußere Einflüsse unangreifbar zu bleiben und lenkt unsere Aufmerksamkeit in unser Inneres. Er hilft, sich zu sammeln und Wesentliches von Unwesentlichem zu unterscheiden, und vermittelt das Gefühl von Geborgenheit.

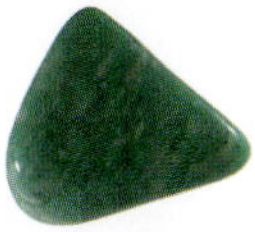

Amazonit gleicht Stimmungsschwankungen aus und wirkt sehr harmonisierend. Er läßt uns unser Leben mit einem guten Schwung Intuition und wachem Verstand in die Hand nehmen.

Er hilft uns, selbstbestimmt zu handeln, ohne sich ständig erklären zu müssen.

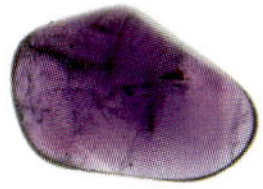

Amethyst wird gerne als Meditationsstein verwendet. Er hilft Gedanken und Gefühle zu klären, die Realität im Innen und Außen anzuerkennen und bringt somit inneren Frieden. Auch zur Bewältigung von Trauer ist Amethyst ein sehr wertvoller Stein.

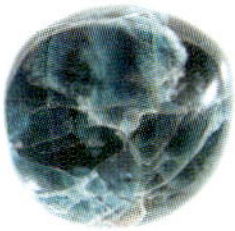

Apatit fördert den inneren Antrieb und steigert unsere Motivation. Er trägt zu einer sicheren und stabilen Haltung, dem »Fels in der Brandung«, bei, aus der heraus wir offen und wach auf alles Neue schauen können, das uns im Leben begegnet.

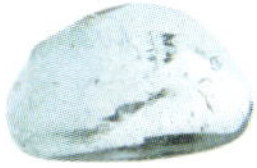

Aquamarin läßt uns über uns selbst hinauswachsen. Er läßt uns die Welt aus der »Adlerperspektive« betrachten, fördert Weitblick und Voraussicht und stärkt unser Durchhaltevermögen. Er hilft, sich selbst und das eigene Ziel im Auge zu behalten.

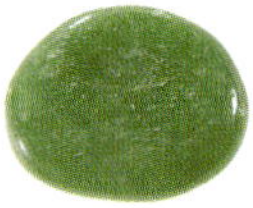

Aventurin läßt uns unbeschwert durchs Leben gehen. Er ist bekannt als Antistreß-Stein, da er hilft, sich selbst zu beachten, und er fördert ein selbstbestimmtes, sorgenfreies Dasein. Da er den Kopf von kreisenden Gedanken freimacht, ist er auch ein guter Einschlafstein.

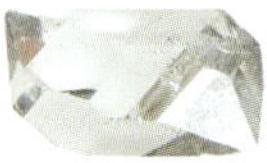

Bergkristall ist der Stein der Bewußtheit und Klarheit. Er zeigt uns unsere eigenen Persönlichkeitsanteile und hilft unserer eigenen inneren Wahrheit näherzukommen. Er fördert eine pragmatische Herangehensweise an all unsere Aufgaben.

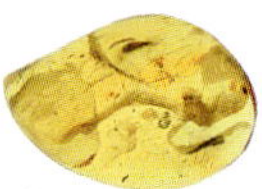

Bernstein vermittelt ein sorgloses, fröhliches Gemüt und stärkt unser Vertrauen in uns selbst.

Er hilft, uns selbst zu mögen, verbreitet Optimismus und unterstützt uns, unsere innere Sonne zum Leuchten zu bringen.

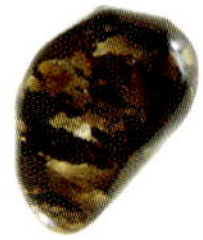

Bronzit ist der Stein für all die gestreßten Menschen unter uns, Mütter wie Manager. Er hilft aus einer inneren Ruhe heraus die nötige Energie und Tatkraft zu entwickeln, unseren Alltagsstreß zu bewältigen.

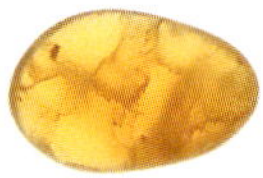

Orangefarbener **Calcit** fördert das Vertrauen in uns selbst. Calcit hilft immer dann, wenn es uns zu langsam geht. Er beschleunigt Entwicklungen und Prozesse, die schon längst vor der Türe stehen, und hilft, die Veränderungen anzunehmen.

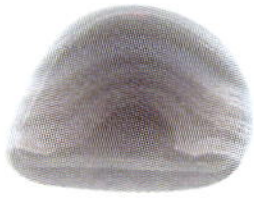

Chalcedon bringt unser Leben in den Fluß. Er hilft uns, unser Leben mit Leichtigkeit, Freude und einer offenen Einstellung zu gestalten. Er verleiht uns die Fähigkeit, unser Inneres im Außen zeigen zu können.

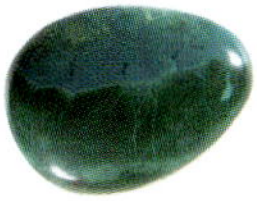

Chrysokoll hilft zu erkennen, welchen äußeren Einflüssen wir ausgesetzt sind und welche unser Gleichgewicht stören. Er hilft uns, die »Schuhe Fremder« wieder auszuziehen oder sich diese gar nicht erst anzuziehen. Er gibt die Kraft, bei sich zu bleiben und einen kühlen Kopf zu bewahren.

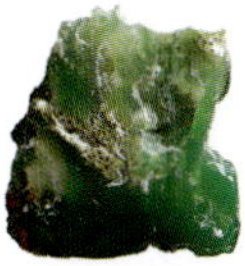

Chrysopras hilft, Vertrauen aufzubauen und schenkt tiefe Geborgenheit. Er hilft, uns von negativen Einflüssen zu befreien. Er ist der richtige Stein für einen inneren »Großputz«, das auszumisten, womit man sich schon längst nicht mehr wohlfühlt.

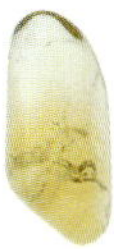

Citrin stärkt unsere Lebensfreude und hilft, aus uns herauszugehen. Er macht offen für Neues und hilft, Erlebtes gut zu verarbeiten. Citrin macht bewußt, wo die »Süße des Lebens« steckt und läßt uns davon naschen.

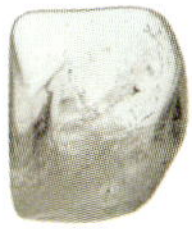

Danburit fördert eine selbstlose Liebe anderen Wesen gegenüber, hilft aber auch sich selbst so anzunehmen, wie man ist. Er öffnet uns für geistiges Wachstum und Spiritualität und läßt uns unsere persönlichen Fähigkeiten entdecken.

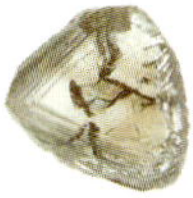

Diamant verhilft zu einer selbstsicheren, kraftvollen Lebenseinstellung. Das eigene Potential, Schwierigkeiten zu meistern, und die Fähigkeit, innere Konflikte zu erkennen und zu lösen, gewinnen durch Diamant an Größe.

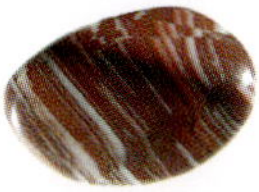

Dolomit hilft, mit beiden Beinen auf dem Boden zu stehen, aber dabei nicht zu erstarren. Er sorgt für flinke Gedanken und hilft, diese flott und unkompliziert umzusetzen. Er unterstützt uns darin, das zu tun, was nötig ist.

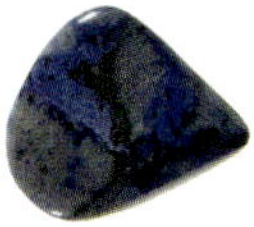

Dumortierit hat den Beinamen »Take it easy-Stein«. Er hilft uns in schwierigen Lebensphasen, die Dinge etwas leichter zu nehmen und uns mit Zuversicht unseren Aufgaben zu stellen.

Er verhilft zu einem unverkrampften Umgang mit allem, was uns begegnet.

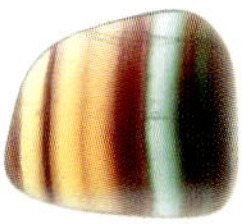

Fluorit hilft, uns nicht von äußeren Strukturen beeinflussen zu lassen und gibt uns die Kraft, uns aus festgefahrenen Lebensumständen und Mustern zu befreien. Er hilft uns, selbstbestimmt und frei zu leben und im Denken und Handeln beweglich zu sein.

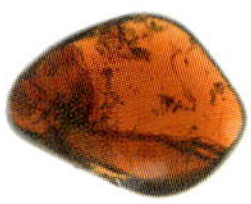

Granat stärkt unsere Ausdauer und unsere Widerstandskraft und hilft somit, Krisensituationen zu meistern. Er hilft, uns selbst nicht zu verlieren, auch wenn um uns herum alles zusammenbricht. Er bringt Energie und Lebenskraft.

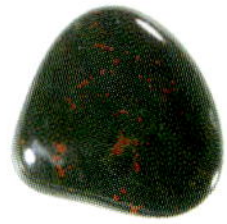

Heliotrop hilft, sich vor geistigen Angriffen zu schützen und sich von allen störenden Einflüssen abzugrenzen sowie gegebenenfalls auch, sich wehren zu können. Er hilft uns, Kontrolle über unser Dasein zu bewahren.

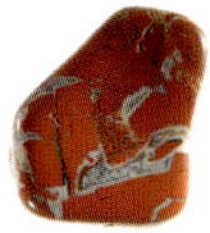

Roter **Jaspis** stärkt unseren Willen und die Fähigkeit, das zu erreichen oder zu bekommen, was wir in unserem Leben gerne möchten. Er bringt Dynamik in unser Leben und macht uns stark und mutig.

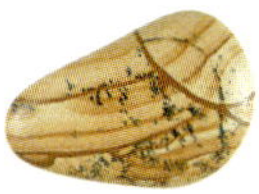

Landschafts-Jaspis stärkt unser Durchhaltevermögen und die Fähigkeit, auch bei Rückschlägen nicht aufzugeben, sondern gestärkt wieder zur Tat zu schreiten.

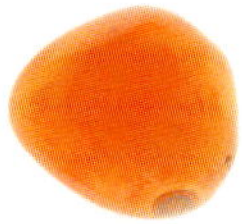

Karneol motiviert uns, eine eigene Meinung zu bilden und unseren Standpunkt sicher zu vertreten. Er hilft, sich nicht kleinkriegen zu lassen, sondern anderen die Stirn zu bieten. Karneol fördert die Gabe, Informationen hilfreich zu verwerten.

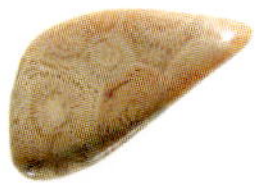

Versteinerte Koralle hilft, unserer Persönlichkeit Ausdruck zu verleihen und unterstützt eine konstruktive Lebenshaltung und gute Kommunikationsfähigkeit. Sie fördert unseren Gemeinschaftssinn und die Fähigkeit, zuzuhören.

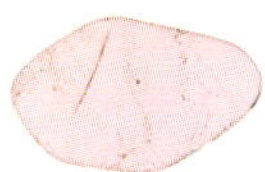

Kunzit hilft, sich Aufgaben, Verpflichtungen aber auch Freuden ganz und gar hinzugeben. Er hilft, sich in andere Menschen einzufühlen und selbst weich und durchlässig zu sein. Kunzit ist wie eine Woge, auf der man sich tragen läßt.

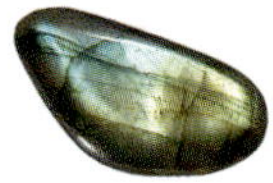

Labradorit regt die Phantasie und Kreativität an. Er macht deutlich, wo es sich lohnt, Energie hineinzugeben, und hilft, die Dinge realistisch zu betrachten. Er hilft zu verstehen, wo man selbst im Leben steht und warum dies so ist.

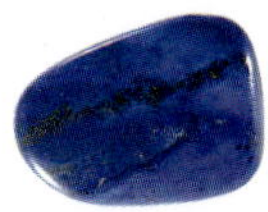

Lapislazuli steigert die Fähigkeit. für sich selbst und andere Verantwortung zu übernehmen. Er hilft uns, »Herrscher im eigenen Reich« zu sein und uns selbst und anderen gegenüber ehrlich zu sein. Er hilft, die »Spreu vom Weizen« zu trennen.

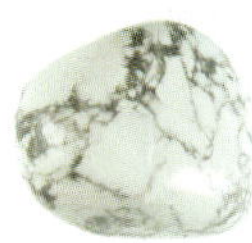

Magnesit hilft zu entspannen und das Leben zu genießen, die tägliche Gedankenflut zu kanalisieren und ständiges Grübeln zu beenden. Er löst Verbitterung und verleiht uns die Fähigkeit, auch mal über uns selbst zu lächeln.

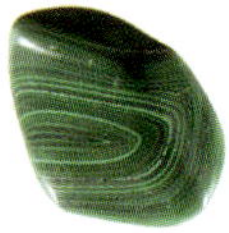

Malachit hilft, unterdrückte Emotionen langsam und auf sanfte Weise ins Bewußtsein aufsteigen zu lassen, so daß sie leicht und gut verarbeitet werden können. Er hilft, unsere Sehnsüchte und Träume ins Leben zu integrieren.

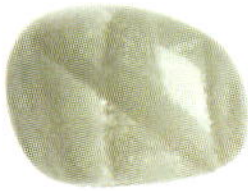

Mondstein stärkt unsere intuitiven Fähigkeiten und verbessert die feine Wahrnehmung. Er hilft uns, tiefe innige Gefühle zu empfinden und macht offen, diese auszuleben. Er ermöglicht es, sich in fremde Standpunkte einzufühlen, und läßt uns Verständnis aufbringen.

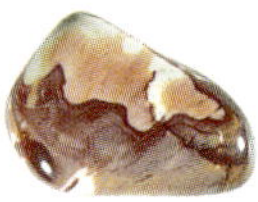

Mookait bringt eine fröhliche Dynamik und Tatkraft ins Leben. Er fördert unsere innere Weisheit und hilft, von ihr im täglichen Leben Gebrauch zu machen. Er macht Lust, das zu verwirklichen, was wir schon immer einmal tun wollten.

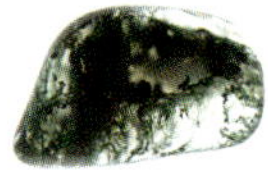

Moosachat ist der Stein der Befreiung, der Loslösung aus Verhaftungen und Strukturen, die uns längst nicht mehr dienlich sind. Er unterstützt uns darin, veraltete Glaubensätze und Beschlüsse zu erkennen und aufzulösen, bringt somit neue Ideen und fördert die Kreativität.

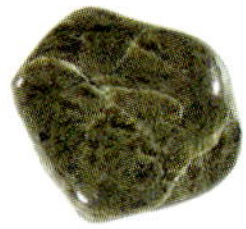

Nephrit schafft Ausgeglichenheit und verhilft zu einer friedvollen inneren Haltung. Er macht uns kontaktfreudig und hilft uns, Beziehungen zu verbessern, indem wir uns durch ein ausgeglichenes Selbst auf unser Gegenüber einlassen können.

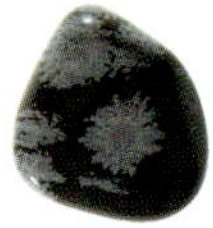

Obsidian fördert das Auffinden verdrängter Bewußtseinsinhalte und hilft, diese zu verarbeiten. Er löst Blockaden und traumatische Erlebnisse und rückt die eigenen Schattenseiten in ein erfreulicheres Licht.

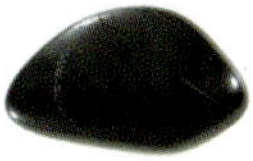

Onyx fördert einen gesunden Egoismus und hilft, sich durchzusetzen. Er fördert ein positives Selbstwertgefühl und hilft, Nützliches von Unnützem zu unterscheiden. Er hilft, unseren Blickwinkel zu verändern und sich nicht über das bloße »Funktionieren« zu definieren.

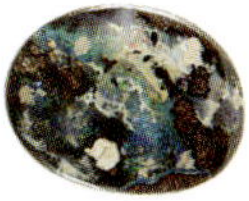

Opal bringt Lebensfreude und eine optimistische, lebensbejahende Grundeinstellung. Er hilft uns, die schönen Dinge des Lebens genießen zu können. Er vermittelt einem das Gefühl, daß es sich zu leben lohnt.

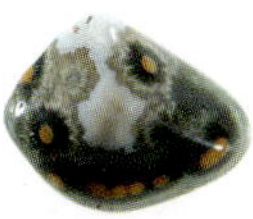

Ozeanjaspis hilft uns, nach schweren Belastungen zu regenerieren. Er sorgt für einen erholsamen Schlaf und macht dadurch belastbarer und widerstandsfähiger. Ozeanjaspis ist ein »Allround-Stein« für die Gesundheit. Er reguliert die Körperflüssigkeiten, Zellfunktionen, stärkt das Immunsystem und fördert die Entgiftung und Ausscheidung.

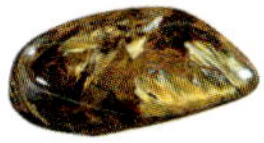

Pietersit hilft in stürmischen Zeiten, das »Schiff sicher in den Hafen« zu bekommen. Er hilft, mit klarem Verstand Krisen zu meistern und den richtigen Abstand zu belastenden Themen zu finden.

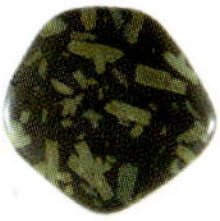

Porphyrit steigert die Fähigkeit, über sich selbst und das Leben im allgemeinen zu reflektieren. Er macht bedacht und geduldig und fördert eine ruhige und besonnene Lebensweise. Er verleiht uns die Fähigkeit der Selbsterkenntnis, indem wir uns durch die Augen der anderen betrachten.

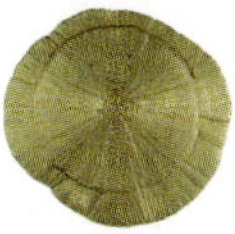

Pyrit hilft, sich selbst zu erkennen und zu sehen, in welchen Bereichen man an sich arbeiten möchte. Er unterstützt uns, Konflikte aus dem Weg zu räumen. Auch körperlich aktiviert Pyrit die Selbstreinigung.

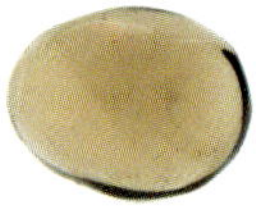

Rauchquarz gilt auch als einer der Anti-Streß-Steine. Mit ihm können wir Dauerbelastungen besser aushalten und innere Anspannungen lösen. Er zeigt uns die Fähigkeit, uns selbst schätzen zu lernen.

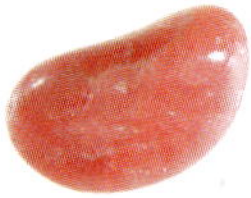

Rhodochrosit bringt Schwung ins Leben und hilft krankheitsauslösende Vermeidungsstrategien zu erkennen und aufzulösen. Er läßt uns am Leben teilnehmen und hilft, sich und anderen Chancen zu geben.

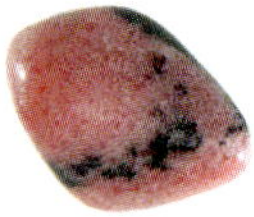

Rhodonit heilt alte und neue Wunden, indem wir lernen zu verzeihen. Er fördert eine auf Problemlösung ausgerichtete Haltung und hilft, sich und andere zu verstehen.

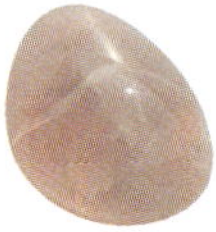

Rosenquarz steigert die Empfindsamkeit und die Herzlichkeit. Er sensibilisiert unsere Fähigkeit, dorthin Aufmerksamkeit und Liebe zu geben, wo sie gebraucht wird. Er befähigt uns, Dinge an uns heranzulassen, um daran zu wachsen und stärker zu werden.

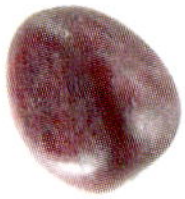

Rubin erweckt unsere Leidenschaft. Er wirkt auf allen Ebenen anregend und läßt uns innerlich wie äußerlich aufblühen. Rubin verkörpert »die Sehnsucht des Lebens nach sich selbst«.

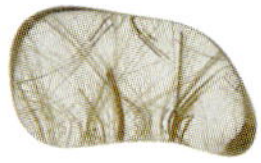

Rutilquarz löst Beklemmungen im Bereich der Brust, die mit Ängsten und Sorgen einhergehen. Er macht frei und gibt uns das Gefühl, wieder richtig durchatmen zu können.

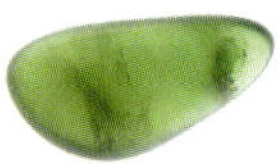

Serpentin schirmt uns vor äußeren Einflüssen ab. Er hilft, sich abzugrenzen und innere Verspannungen abzubauen. Er befähigt uns, gemeinsame Lösungen bei Problemen zu finden.

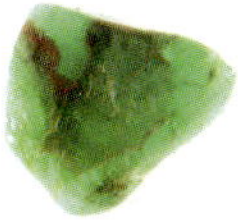

Smaragd fördert den Sinn für Ästhetik und Schönheit. Er hilft, eine uns entsprechende Ausrichtung im Leben zu finden und eine klare, offene Haltung einzunehmen. Er deutet uns unser Lebensziel und unterstützt uns, wenn wir uns gegen Widerstände durchsetzen müssen.

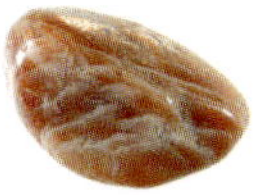

Sonnenstein hilft, auf allen Ebenen »Ja« zum Leben sagen zu können, insbesondere zu sich selbst. Er läßt die Sonne in unserem Herzen aufgehen und ermöglicht uns dadurch, auch das »Feuer« in anderen Herzen zu entfachen.

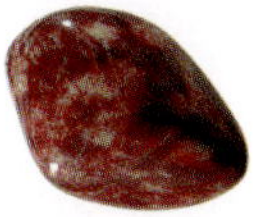

Thulit macht unternehmungslustig und hilft, unsere Bedürfnisse zu erkennen und frei auszuleben. Er verleiht uns die Fähigkeit, zu genießen und mit Haut und Haar bei der Sache zu sein. Durch ihn können wir unsere Bedürfnisse ausleben, egal was andere darüber denken.

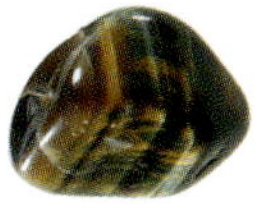

Tigerauge hilft, Distanz wahren zu können, wenn es nötig ist, und die Dinge aus einem anderen Blickwinkel betrachten zu können. Dadurch verhilft es zu mehr Durchblick und einem besseren Überblick in den verschiedensten Lebenslagen.

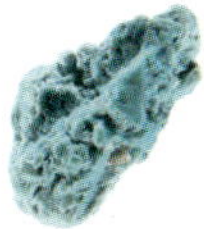

Türkis vermittelt uns eine Ahnung über das Prinzip von Ursache und Wirkung. Er bringt die Erkenntnis, wo wir selbst Ursache im Spiel des Lebens sind und wo wir uns treiben lassen.

Türkis befreit uns aus Opferhaltung und Schicksalsgläubigkeit.

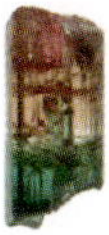

Turmalin bringt die Lebensenergie in Fluß. Er schützt vor äußeren Einflüssen und hilft, mit allen unseren Lebensbereichen in gutem Kontakt zu stehen und all das zu integrieren, was zu uns gehört. Turmalin bringt ein Gefühl der Ganzheit und hilft, mit sich selbst im reinen zu sein.

Basalt-Wasser-Anwendung

Zu guter Letzt möchten wir Ihnen gerne eine weitere Möglichkeit der Anwendung warmer Basaltsteine vorstellen, die ursprünglich als Granat-Wasser-Behandlung entwickelt wurde. Da es oft schwierig ist, Granate in einer flachen Form zu bekommen, die sich zum Auflegen eignet, gingen wir dazu über, Basalt zu verwenden. Auch Basalt hat eine stark stoffwechselanregende Wirkung, und die erwärmten Steine bringen ebenso wie Granat die Lebensenergie in Fluß. Sie benötigen für diese Behandlung 25 - 30 flache kleine Basaltsteine.

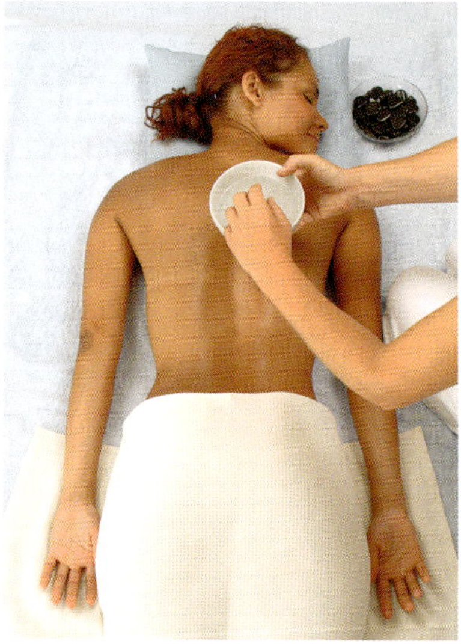

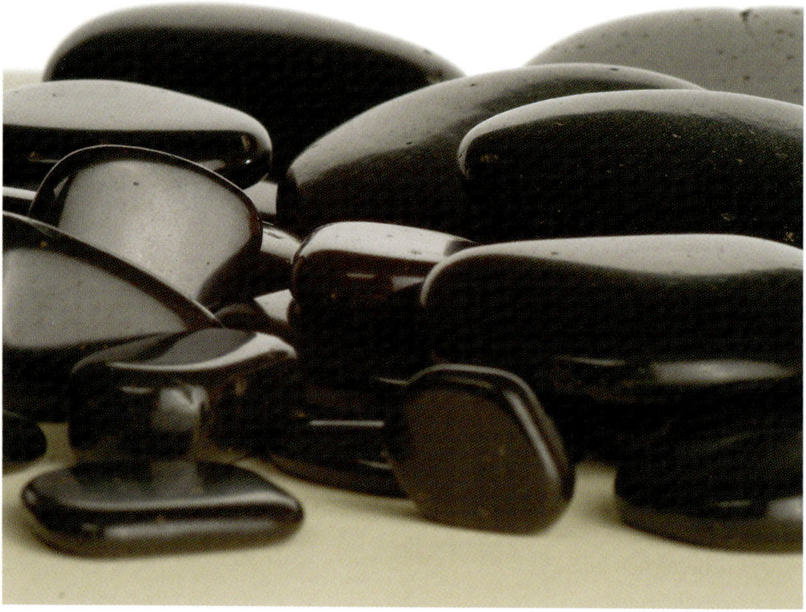

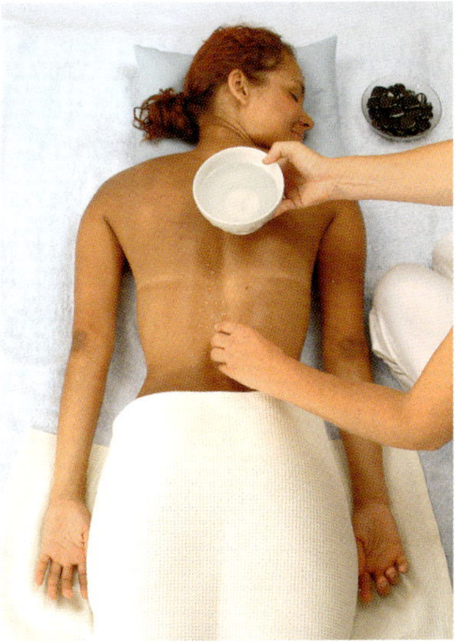

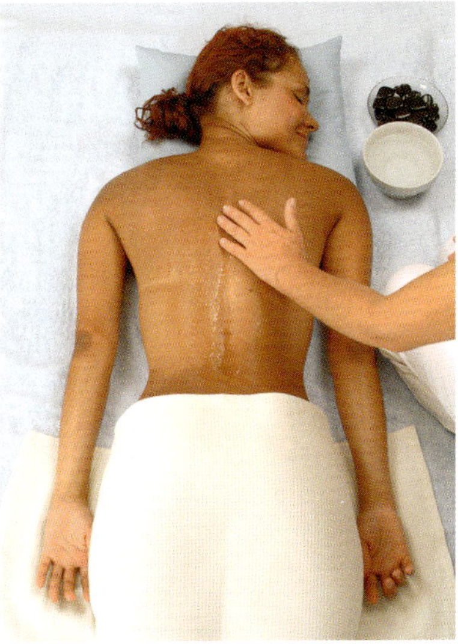

Bei der Basalt-Wasser-Behandlung wird der Körper gleichmäßig mit lauwarmem Wasser angefeuchtet. Tauchen Sie hierzu Ihre Hand in ein Wassergefäß und streichen dann den Körper sanft ein.

Beobachten Sie anschließend, wo das Wasser schnell abtrocknet und wo der Körper lange naß bleibt.

Körperstellen, an denen das Wasser schnell abtrocknet, sind energiereiche Zonen – im Gegensatz zu den Stellen, die lange naß bleiben. Dies sind die energieschwächeren Zonen des Körpers.

Um nun den Stoffwechsel in diesen »nassen« Bereichen anzuregen, werden warme Basalte genau auf diese langsam trocknenden Stellen aufgelegt und einige Zeit dort belassen. Beginnen Sie dabei mit den feuchtesten Stellen. Mitunter können Sie schon nach dem Auflegen weniger Steine beobachten, wie *alle* naß gebliebenen Areale plötzlich schneller abtrocknen.

Sehr interessant wird es in diesem Zusammenhang, wenn Sie sich die naß gebliebenen Hautareale unter dem Aspekt der Reflexzonen betrachten. Dabei wird schnell klar, daß es sich hier nicht nur um irgendwelche energieschwachen Bereiche unseres Stoffwechsels handelt, sondern daß diese langsam trocknenden Körperstellen auch Regulationsstörungen in ganz bestimmten Organen anzeigen können.

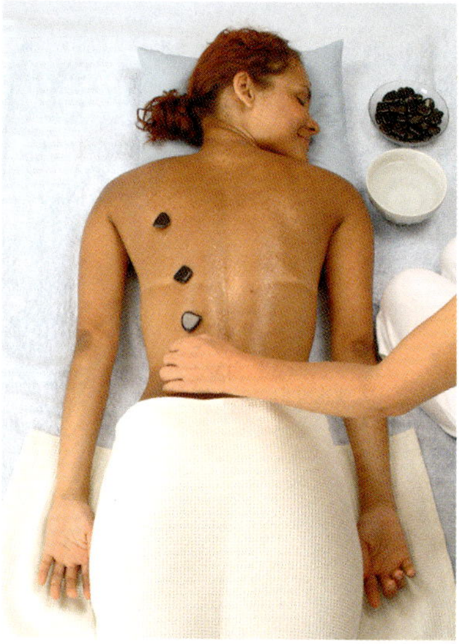

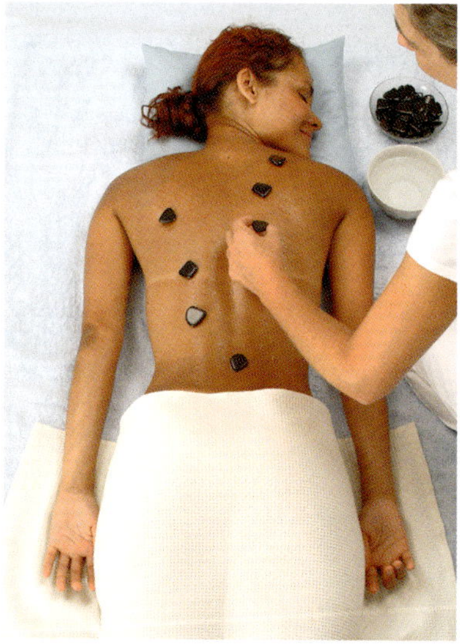

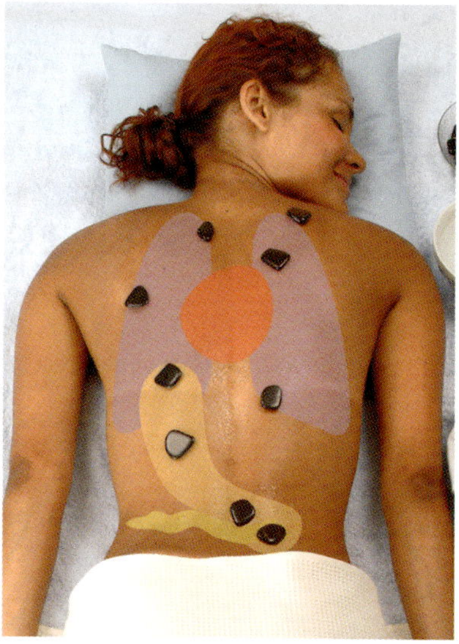

Rücken-Reflexzonen: Rot = Herz, Violett = Lunge, Ocker = Magen, Gelb = Bauchspeicheldrüse (Pankreas)

Wenn der Trocknungsprozeß sehr lange dauert, dann scheuen Sie sich nicht, weitere Steine aufzulegen, bis wirklich alle nassen Flecken bedeckt sind.

Die aufgelegten Steine sollten liegenbleiben, bis der ganze Rücken komplett trocken ist. Meist zeigt sich genau in diesem Moment auch an den Reaktionen Ihres Klienten (tiefes Durchatmen, sichtliche Entspannung, freudiger Gesichtsausdruck, Bewegungen, wohliges Brummen ...), daß ein »guter Punkt« erreicht ist. Dann können die Steine abgenommen werden.

Auch hier zeigt sich oft der bei der Chakrenbehandlung beschriebene »Anklebe-Effekt«: Manche Steine lassen sich

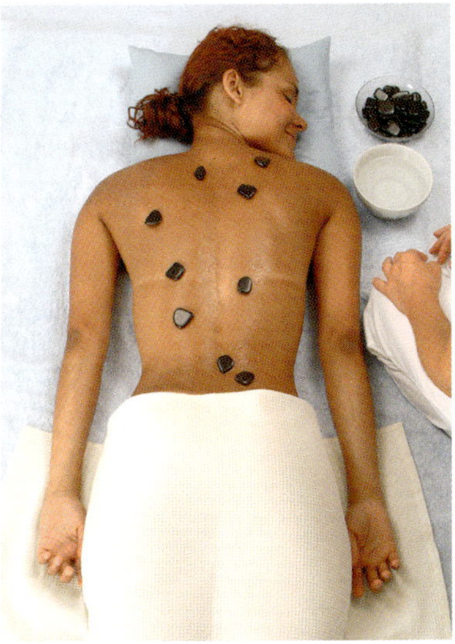

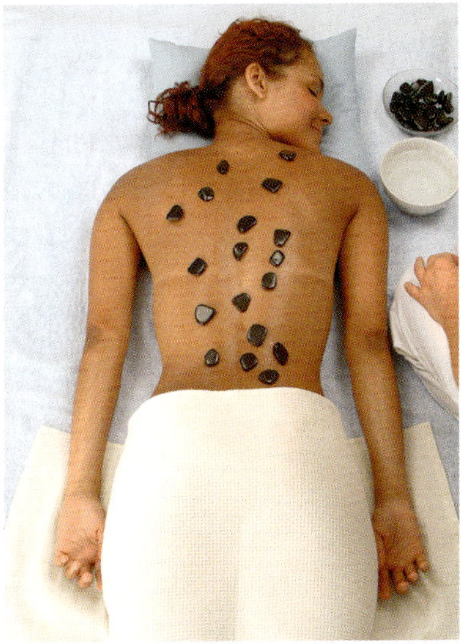

beim Abnehmen nur »ungern« lösen. Diese Steine verweilen dann noch etwas länger auf dem Körper.

Diese Anwendung ist sehr effektiv und zeigt überraschend schnelle Resultate. Jeder so Behandelte fühlte sich ausgeglichen und fit. Die große Wirksamkeit bestätigte sich uns auch dadurch, daß sich einmal ein Teilnehmer eines Kurses im Gegensatz zu allen anderen überhaupt nicht wohlfühlte. Zunächst konnten wir uns dies nicht erklären. Nach einigem Beraten in der Gruppe kam dann allerdings heraus, daß sein Massagepartner die Steine versehentlich auf die trockenen Stellen gelegt hatte!

Die Basalt-Wasser-Anwendung sollten Sie bei akuten Entzündungen sowie bei Problemen oder Krankheiten, die mit Wärme und Schwellungen einhergehen, nicht anwenden. Problematisch kann die Anwendung auch bei Bluthochdruck oder Krampfadern sein (siehe auch die Kontraindikationen der Hot Stone Massage auf Seite 19). Halten Sie im Zweifel Rücksprache mit dem Heilpraktiker oder Arzt ihres Klienten.

Schlußwort

Die Hot Stone Massage ist eine faszinierende Verbindung aus Massage, Energiebehandlung und der wohltuenden Wirkung von heißen Steinen. Der gesamte Organismus wird mit neuer Energie und Vitalität aufgeladen, und unser Energiefeld wird harmonisiert und gestärkt.

Zusammen mit dem Duft von Aromaölen oder auch durch die Ergänzung der Behandlung mit Edelsteinen führt diese Verbindung intensiver und angenehmer Reize zu einer ganzheitlichen Entspannung aller Sinne und damit zu einem sehr tiefen ganzheitlichen Erlebnis.

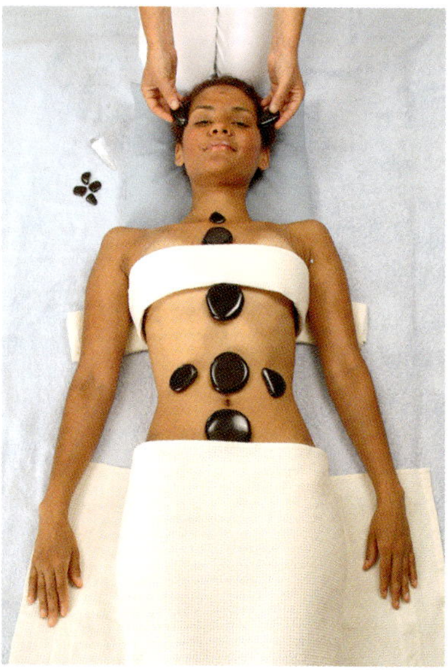

Lassen Sie sich nicht beirren, welches denn nun die richtige, die echte und ursprünglichste aller ursprünglichen Hot Stone Massagen sein könnte. Viele Anbieter beanspruchen für sich den Titel »das Original«. Alle Massagetechniken, die zum Wohlbefinden des Menschen beitragen, haben ihre Daseinsberechtigung. Ideen entstehen oftmals gleichzeitig im sogenannten »morphogenetischen Feld«, meistens dann, wenn die Zeit reif ist. Im Bereich der Massage gilt ebenso wie in der Heilkunde: »Wer heilt hat recht.«

Wir wünschen, daß es uns mit diesem Buch gelungen ist, Brücken zu schlagen. Brücken zwischen der reinen Technik einer Massage und der Kunst zu massieren. Brücken von Ansichten der modernen westlichen Welt zu Überlieferungen traditioneller Sichtweisen.

Lassen Sie sich beim Massieren vor allem von ihrer Intuition leiten, seien Sie aufmerksam und offen. Allein die Befolgung der Massageanleitung genügt nicht, um die stille Kommunikation zwischen Masseur/in und Klient/in zu erfahren. Massage kann stupider Handlungsablauf sein oder aber meditativen Charakter haben. Trauen Sie sich, zu berühren.

Und nun lassen wir Ihrer Kreativität freien Lauf. Probieren Sie es aus.

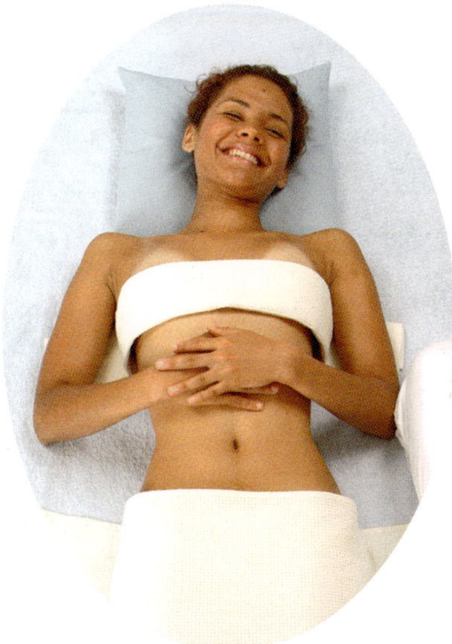

Anhang

Die Autorinnen

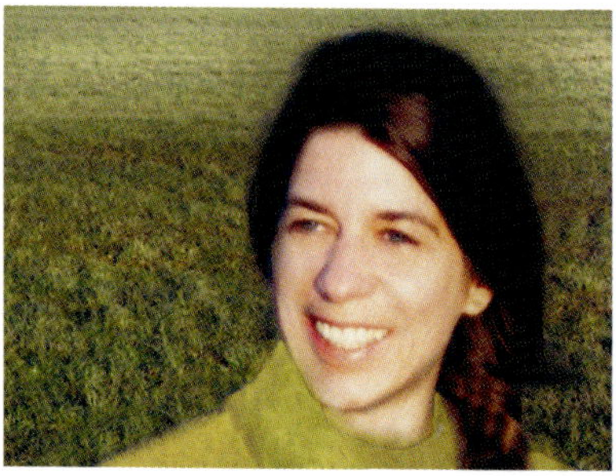

Dagmar Fleck

Dagmar Fleck, Jahrgang 1967, ist Mutter von zwei Kindern, Edelsteinberaterin, Leiterin der Cairn Elen Lebensschule Schwäbische Alb und Inhaberin des Mineraliengroßhandels »Laurins Garten«. Naturheilkunde und Therapie wurden schon früh zu ihren beruflichen Schwerpunkten. Sie war Schulleiterin beim Aufbau einer Heilpraktikerschule und absolvierte Ausbildungen in Homöopathie, Transpersonaler Psychologie, Fußreflexzonenmassage, Individueller Therapie sowie zur Kommunikationstrainerin. Die Faszination der Edelsteine und ihrer Wirkungen entdeckte sie Anfang der 90er Jahre während eines Vortrags von Michael Gienger, dem Begründer der Analytischen Steinheilkunde. Überzeugt von seiner naturwissenschaftlich fundierten Darstellung der Wirkungsweise von Edelsteinen, nahm sie an der ersten von ihm angebotenen zweijährigen Steinheilkunde-Ausbildung teil. Nach deren Abschluß war sie vier Jahre lang als Assistentin von Michael Gienger bei den Steinheilkunde-Ausbildungen tätig. Dagmar Fleck ist Gründungsmitglied des Steinheilkunde e. V. (1995) und gründete 1997 gemeinsam mit Michael Gienger, Petra Endres, Franca Bauer und Annette Jakobi die Cairn Elen Lebensschulen. Neben den Steinheilkunde-Ausbildungen, die inzwischen in zwei Fortbildungsschritten angeboten werden, haben es sich die Cairn Elen Lebensschulen zur Aufgabe gemacht, altes überliefertes Wissen im Bereich der Naturheilkunde mit neuen modernen Erkenntnissen zu verbinden. Dagmar Fleck ist außerdem Mitbegründerin des Cairn Elen Netzwerkes (1998), einem freien Zusammenschluß von TherapeutInnen und BeraterInnen und hat 2005 gemeinsam mit Franca Bauer die Organisation der Cairn Elen Lebensschulen übernommen. Heute leitet sie Seminare und Ausbildungen zur Steinheilkunde und angrenzenden Gebieten und engagiert sich in Projekten des fairen Edelsteinhandels. Seit vielen Jahren setzt sie sich auch für ein Gütesiegel korrekt deklarierter Edelsteine ein.

Kontakt:
Dagmar Fleck, Roßgumpenstr. 10
D-72336 Balingen-Zillhausen
Telefon: +49 (0) 7435 - 91 99 32
Telefax: +49 (0) 7435 - 91 99 31
kontakt@cairn-elen.de
www.cairn-elen.de

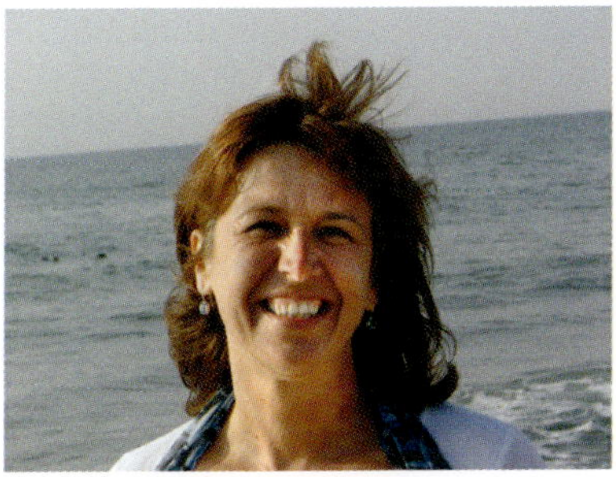

Liane Jochum

Liane Jochum, Jahrgang 1959, ist Mutter von drei Kindern und Leiterin der ACADEMIA balance, einer Fachschule für Naturkosmetik, Ayurveda und Wellness in Buseck bei Gießen. Bis Mitte der 90er Jahre arbeitete sie als Fachjournalistin für Naturheilkunde und Medizin. Als freie Journalistin trug sie in dieser Zeit bei verschiedenen Fernsehsendern die redaktionelle Verantwortung für Informations- und Magazinsendungen in diesem Themenbereich. Neben der Naturheilkunde war sie immer auch eine große Verfechterin der Naturkosmetik und ganzheitlicher Behandlungsverfahren im Wellness-Bereich. Dies führte letztendlich zu ihrer jetzigen Tätigkeit. Nach einer konventionellen Kosmetikausbildung folgten Ausbildungen in den Bereichen Naturkosmetik, Kräuterkunde, Visagistik, die Ausbildung zur naturkosmetischen Wellness- und Spa-Therapeutin, die Ausbildung zur Ayurveda Kosmetik- und Wellness-Therapeutin sowie mehrere Massageausbildungen: Hot Stone Massage, Edelsteinmassage, Klangschalenmassage und asiatische Kräuterstempelmassage. Anfang 2000 erfüllte sie sich den langgehegten Traum und gründete ihr eigenes Institut: Die ACADEMIA balance – Fachschule für Naturkosmetik, Ayurveda und Wellness. Ihr Fachwissen gibt sie heute in Ausbildungen und Seminaren weiter. Sie hält Fachvorträge auf internationalen Messen und ist als Autorin für verschiedene Fachzeitschriften tätig.

Kontakt:
Liane Jochum
Grasweg 27, 35418 Buseck
Telefon: +49 (0) 6408 - 5003 - 99
Telefax: +49 (0) 6408 - 5003 - 80
info@academia-balance.de
www.academia-balance.de

Danksagung

Viele helfende Hände sind notwendig, um ein solches Buch zu realisieren. Daher möchten wir uns ganz herzlich bei allen Menschen bedanken, die bei der Arbeit an diesem Buch mitgewirkt haben und stets zur Stelle waren, wenn wir ihre Hilfe benötigten. Wir können euch nicht alle namentlich nennen, aber ihr wißt darum und seid gewiß, wir danken euch von Herzen!

Unser ganz besonderer Dank gilt unseren Familien für ihr Verständnis und ihre Unterstützung. Insbesondere danken wir Dirk Jochum für seine stetige Hilfe und erfolgreiche Fotorecherche, Dorothea Sokpolie, unserem Handmodel, für die gute und hilfreiche Zusammenarbeit und ihre präzisen Regieanweisungen während des Fotoshootings sowie unserem Model Tiana Cristina Souza de Oliveira für ihre endlose Geduld bei den stundenlangen Aufnahmen, wo auch die heißen Steine mitunter erkalteten ...

Ganz herzlichen Dank auch an Ines Blersch für ihren liebevollen und herzlichen Umgang mit uns allen und ihrer Fähigkeit, Cristina immer wieder ihr wunderschönes Lächeln zu entlocken. Dieses Buch lebt von Ines Blerschs professionellem Blick durch die Kamera und ihrer kreativen künstlerischen Gestaltung. Ebenso gilt unser Dank Petra Ucakar fürs Make up und Ulrike von Gemmingen für ihr aufmerksames Mitwirken im Fotostudio. Herzlichen Dank auch an Eva Maria Lohner für das Erstlektorat und die hilfreichen Gespräche.

Besonders danken wir Fred Hageneder für die gelungenen graphischen Arbeiten sowie Andreas Lentz von Neue Erde, der dieses Buch als Verleger überhaupt erst möglich machte.

Dieses Buch wäre jedoch nicht entstanden, hätte nicht Michael Gienger den Anstoß dazu gegeben. Ihm gilt unser größter Dank als Freund, Lehrer und Wegbegleiter und natürlich als erstklassiger Lektor, Bildregisseur und Herausgeber.

Liebe Leserin, lieber Leser, –
Überlegungen, dieses Buch in weiblicher Form zu schreiben verwarfen wir aus Gründen der Lesbarkeit und weil es als Abwertung der männlichen Form verstanden werden könnte. Auf die umständliche Schreibweise beider Formen mit Schrägstrichen oder dem Zusatz »Innen« verzichten wir Ihnen und uns zuliebe, es vereinfacht das Lesen und das Schreiben.

Literaturverzeichnis

Aromatherapie

Susanne Fischer-Rizzi, *Himmlische Düfte*, AT-Verlag, Baden 2002

Gerti Samel/Barbara Krähmer, *Heilende Energie der ätherischen Öle*, Südwest-Verlag, 2005

Chakren

Terry Clifford, *Tibetische Heilkunst*, Otto Wilhelm Barth Verlag, München 1986

Eligio Stephen Gallegos, *Indianisches Chakra-Heilen*, Verlag Peter Erd, München 1991

Ellen Grasse, *Chakren- und Aura-Diagnose*, Knaur Verlag, München 1993

Charles W. Leadbeater, *Die Chakras*, Aquamarin-Verlag, Grafing 2003

Shalila Sharamon/Bodo J. Baginski, *Das Chakra-Handbuch*, Windpferd Verlag, Aitrang 1989

Karl Simrock, *Die Edda*, Phaidon Verlag, Essen 1987

Edelsteinmassagen

Michael Gienger, *Edelstein-Massagen*, Neue Erde, Saarbrücken 2004

Michael Gienger/Ulrich Metz, *Joya® Massagen*, Neue Erde, Saarbrücken 2006

Monika Grundmann/Michael Gienger, *Schönheit durch Berühren*, Neue Erde, Saarbrükken 2006

Gabriele Simon, *Erlebnismassagen für Kinder*, Neue Erde, Saarbrücken 2005

Ricky Welch, *Aurum Manus®*, Neue Erde, Saarbrücken 2006

Geologie

Frank Press/Raymond Siever, *Allgemeine Geologie*, Spektrum Akademischer Verlag Heidelberg-Berlin-Oxford, 1995

Indianisches Wissen

Lynn Andrews, *Die Medizinfrau*, Rowohlt Verlag Hamburg 1986

Carlos Castaneda, *Die Lehren des Don Juan*, S. Fischer Verlag, Frankfurt 1968

Norbert Claßen, *Das Wissen der Tolteken*, Verlag Terra Magica Nostra & edition tonal 1992

Dhyani Ywahoo, *Am Feuer der Weisheit*, Theseus Verlag, Zürich-München 1993

Heinz J. Stammel, *Die Apotheke Manitous*, Rowohlt Verlag Hamburg 1986

Frank Waters, *Das Buch der Hopi*, Diedrichs Verlag, Köln 1980

Massage, Therapie & Gesundheit

Stefan Kappstein, *Tafeln zur Akupunktur und Akupressur*, Ryvellus/Neue Erde, Saarbrücken 2005

Ewald Kliegel, *Reflexzonen - Landkarten der Gesundheit* (Skriptbuch), Selbstverlag (E. Kliegel + T. Gutsche GbR, Rotenbergstr. 152, D-70190 Stuttgart, Tel.: 0711/264780, Fax: 0711/2629578, info@reflex-zonen.de, www.reflex-zonen.de)

Ewald Kliegel, *Reflexzonen - Landkarten der Gesundheit* (Tafeln und Begleitheft), Ryvellus/Neue Erde, Saarbrücken 2005

Rainer Strebel/Michael Gienger, *Die Individuelle Therapie*, AT Verlag, Baden (CH) 2005

Josef Zerluth/Michael Gienger, *Gutes Wasser*, Neue Erde, Saarbrücken 2004

Claus C. Schnorrenberger, *Lehrbuch der chinesischen Medizin für westliche Ärzte*, Hippokrates Verlag, Stuttgart 1979

Steinheilkunde

Michael Gienger, *Die Heilsteine der Hildegard von Bingen*, Neue Erde, Saarbrücken 2004

Michael Gienger, *Die Heilsteine Hausapotheke*, Neue Erde, Saarbrücken 1999

Michael Gienger, *Die Steinheilkunde*, Neue Erde, Saarbrücken 1995

Michael Gienger, *Heilsteine - 430 Steine von A bis Z,* Neue Erde, Saarbrücken 2003

Michael Gienger, *Heilsteine und Lebensrhythmen*, Neue Erde, Saarbrücken 2005

Michael Gienger, *Lexikon der Heilsteine*, Neue Erde, Saarbrücken 2000

Michael Gienger/Ursula Dombrowsky, *Steinheilkunde-Karten,* Neue Erde, Saarbrücken 2005

Michael Gienger/Joachim Goebel, *Edelsteinwasser*, Neue Erde, Saarbrücken 2006

Barbara Newerla, *Sterne und Steine*, Neue Erde, Saarbrücken 2000

Fotonachweis

Ines Blersch: Alle Fotos außer den folgenden.

Annette Höggemeier, Botanischer Garten der Ruhr-Universität Bochum: 50 rechts, 51 links

Annette Partz: 47

Arco Digital Images: 14, 22 unten (2. von links), 57

Dirk Jochum: 64, 119

GEOPHOT, Bernhard Edmaier: 45

Dragon Design, GB: 20, 23, 30, 31 (Bearbeitung), 33

Historische Quellen: 11, 13 unten, 26, 27

Immo Lang: 55

Petra Endres: 118

Ute Keil: 42 rechts

www.digitalstock.de: 43 links, 52, 56 unten

www.imagepoint.biz: 46

www.pixelquelle.de: 6, 12, 13 oben, 22 oben, 22 unten (1. und 3. von links), 28, 50 links, 51 rechts, 53, 56 oben

Unbekannter Künstler: Der Künstler/Urheber für die in vielen Printmedien und im Internet häufig verwendete Irminsulgrafik auf Seite 31 war leider nicht zu ermitteln. Die Bearbeitung (Bezug zum Menschen) erfolgte durch Dragon Design.

Ausbildungstätten

ACADEMIA balance
Fachschule und Kurzentrum für
Naturkosmetik, Ayurveda und Wellness
Ausbildung in Hot-Stone & Edelsteinmassagen

Am Waldweg 16
35080 Bad Endbach
Telefon: +49 (0)2776 - 92298 - 0
Telefax: +49 (0)2776 - 92298 - 12
info@academia-balance.de
www.academia-balance.de

Cairn Elen Lebenschulen
Ausbildung in Steinheilkunde und Edelsteinmassagen
Kurse zur Arbeit mit der Einhandrute,
Chakren & Meridianen
Mythologische Reisen und Geomantische
Wanderungen

Roßgumpenstr. 10
72336 Balingen
Telefon: +49 (0)7435 - 91 99 32
Telefax: +49 (0)7435 - 91 99 31
info@cairn-elen.de
www.cairn-elen.de

Akademie Lapis Vitalis
Im Osterholz 1
D-71636 Ludwigsburg
Tel.: 071 41 - 4412 - 60
Fax: 071 41 - 4412 - 66
info@lapisvitalis.de
www.lapisvitalis.de

Bezugsquellen

Massage-Öle und ätherische Öle

Bruno Zimmer
Im Wallfeld
66649 Oberthal
Telefon: +49 (0)68 54 - 90 83 0
Telefax: +49 (0)68 54 - 90 83 29
service@brunozimmer.de
www.brunozimmer.de

Living Nature
Birgit Corall
Edelweißstr. 31
84032 Landshut
Telefon: +49 (0)871 - 966 85 16
Telefax: +49 (0)871 - 966 85 20
info@living-nature.de
www.living-nature.de

Maienfelser Naturkosmetik Manufaktur
Hans-Peter Lindemann
Im Burgfrieden 17
71543 Wüstenrot-Maienfels
Telefon: +49 (0)7945 - 2582
Telefax: +49 (0)7945 - 1571
maienfelser-naturkosmetik@t-online.de
www.maienfelser-naturkosmetik.com

Farfalla Essentials AG (Schweiz)
Florastrasse 18
CH-8610 Uster
Telefon: +41 (0)44 - 905 99 00
Telefax: +41 (0)44 - 905 99 09
info@farfalla.ch
www.farfalla.ch

Farfalla Essentials AG (EU)
Gymnasiumstraße 8
AT-6800 Feldkirch
Tel./Fax: +43 (0)5522 - 32874
farfalla@aon.at
www.farfalla.ch

Neumond Düfte der Natur GmbH
Gewerbegebiet 2
D-82399 Raisting
Telefon: +49 (0)8807 - 940800
Telefax: +49 (0)8807 - 940870
info@neumond.de
www.neumond.de

Primavera Life GmbH
Am Fichtenholz 5
D-87477 Sulzberg
Telefon: +49 (0)8376 - 808-0
Telefax: +49 (0)8376 - 808-39
info@primavera-life.de
www.primavera-life.de

Hot Stones, Edelsteine & *Cairn Tara* Massageöle

Cairn Elen Lebenschulen
vermitteln Ihnen bundesweit Adressen von Groß- & Einzelhändlern, die unverfälschte, hochwertige Steinqualitäten und Cairn Tara Massageöle anbieten.
Roßgumpenstr. 10
72336 Balingen
Telefon +49 (0)7435 - 91 99 32
Telefax +49 (0)7435 - 91 99 31
info@cairn-elen.de
www.cairn-elen.de

Steinheikunde e.V.
Gemeinnütziger Verein zur Förderung und Erforschung der Edelstein-Heilkunde
Geschäftsstelle: Unterer Kirchberg 23/1
88273 Fronreute
Telefon +49 (0)7505 - 956 451
Telefax +49 (0)7505 - 956 452
info@steinheilkunde-ev.de
www.steinheilkunde-ev.de

Der Steinheilkunde e.V. gibt ein Zertifikat für Mineralien- und Edelsteinhändler heraus, die ihr Warensortiment – ähnlich wie in der Biobranche – von unabhängigen Gutachtern regelmäßig auf Echtheit und Naturbelassenheit überprüfen lassen.

Mehr zu Edelstein-Massagen, weiteren Veröffentlichungen, Veranstaltungen, Seminaren und Ausbildungen unter
www.edelstein-massagen.de

Mehr zur Steinheilkunde unter
www.steinheilkunde.de

Edition Cairn Elen

»Nachdem Elen ihre Wanderung durch die Welt vollendet hatte, setzte sie einen Cairn ans Ende des Sarn Elen. Dann wandte sich ihr Weg zurück ins Land zwischen Abend und Morgen. Aus diesem Cairn stammen alle Steine, die bis heute an den Kreuzungen der Wege die Richtung weisen.« *

(aus einer keltischen Sage)

»Cairn Elen« – so werden im gälischen Sprachraum die alten Steinsetzungen am Wegesrand genannt. Sie markieren die geistigen Pfade, sowohl die Pfade der Erde als auch die Pfade des Wissens.

Diese Pfade geraten zunehmend in Vergessenheit. So wie die alten Pfade der Erde unter modernen Asphaltstraßen verschwinden, so verschwindet auch manch altes Wissen unter der Datenflut moderner Erkenntnisse. Wunsch und Anspruch der Edition Cairn Elen ist es daher, Wissen aus alter Zeit zu bewahren und mit modernen Erkenntnissen zu verbinden – für eine blühende Zukunft!

Die Edition Cairn Elen im Neue Erde Verlag wird von Anja und Michael Gienger herausgegeben. Ziel der Edition ist es, bislang unveröffentlichtes Wissen aus Forschung und Tradition vorzustellen. Schwerpunkte sind Natur, Heilkunde und Gesundheit sowie Bewußtsein und geistige Freiheit.

Neben aktueller Fachliteratur werden im Rahmen der Edition Cairn Elen auch Erzählungen, Märchen, Romane, Lyrik und künstlerische Veröffentlichungen publiziert. Das vermittelte Wissen wendet sich nicht nur an den Kopf, sondern auch an das Herz der Menschen.

Edition Cairn Elen, Anja & Michael Gienger, Stäudach 58/1, D-72074 Tübingen,
Tel./Fax: 070 71 - 364 720, Mail: buecher@michael-gienger.de,
Internet: www.michael-gienger.de, www.steinheilkunde.de

* kelt. »cairn [sprich: kärn]« = »Stein«, »sarn« = »Weg«, »Elen, Helen« = »Göttin der Wege«

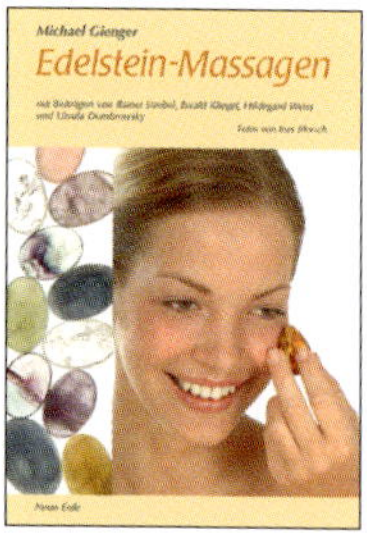

Michael Gienger u.a.: **Edelstein-Massagen**

Dieses Grundlagen- und Standardwerk bietet in sieben Beiträgen alle Kenntnisse für erfolgreiche Edelsteinmassagen: Grundlagen der Edelsteinmassage (Michael Gienger) * Intuitive Massagen mit Edelsteinen (Michael Gienger) * Unwinding mit Edelsteinen (Rainer Strebel) * Vitalkörpermassage mit Edelsteinen (Michael Gienger) * Reflexzonenmassage mit Edelsteingriffeln (Ewald Kliegel) * Harmonisierungsmassage mit Bernstein (Hildegard Weiss) * Massage mit Edelsteinkugeln (Ursula Dombrowsky)

Paperback, 160 Seiten, durchgehend farbig, ISBN 3-89060-082-4

Monika Grundmann: **Schönheit durch Berühren**

Schönheit entsteht durch Wohlbefinden und innere Harmonie. Auf dieser Grundlage entwickelte Monika Grundmann die »Edelstein-Balance«: Vielseitige Edelsteinmassagen, die zu körperlicher Entspannung und seelischem Gleichgewicht führen: Fußmassagen, die »Boden geben«, Brustmassagen, die aufatmen lassen oder Massagen für die »Sonne im Bauch«. Dieses Buch stellt Edelsteinmassagen vor, die »einfach schön« sind. Und wer Schönes empfindet, wird selbst schön – probieren Sie es aus!

Paperback, 112 Seiten, durchgehend farbig, ISBN 3-89060-227-4

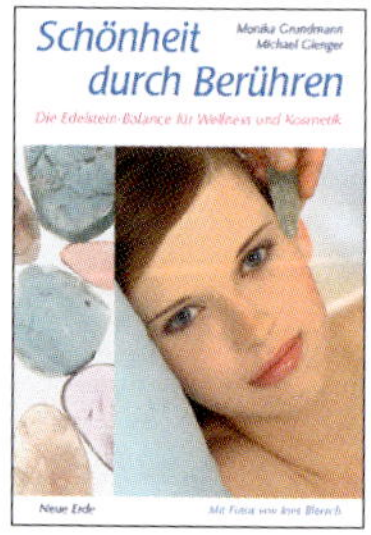

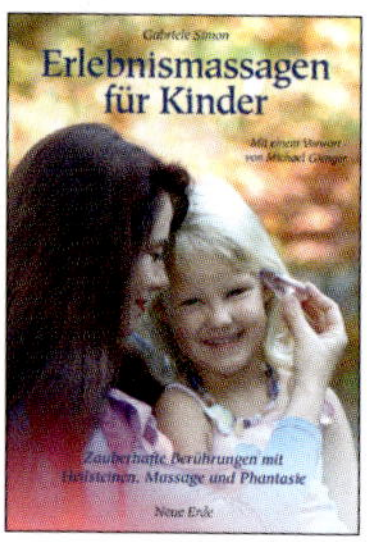

Gabriele Simon: **Erlebnismassagen für Kinder**

Das bewußte, zärtliche und hingebungsvolle Berühren ist eines der schönsten Geschenke, das wir unseren Kindern mit in ihr Leben geben können. Gabriele Simon hat als Mutter und Masseurin lustige, spannende, herzliche und kreative Erlebnismassagen für (kleine und große) Kinder entwickelt, in denen sich die innige Berührung von Herz zu Herz, aber auch die spielerische Begegnung mit der Welt wiederfindet. Ein Buch der zauberhaften Berührungen mit Heilsteinen, Massage und Phantasie!

Paperback, 160 Seiten, durchgehend farbig, ISBN 3-89060-093-X

Ricky Welch: **Aurum Manus®**

Aurum Manus® ist eine von dem bekannten Masseur Ricky Welch begründete ganzheitliche Therapie, die verschiedene Massageformen mit Edelsteinanwendungen verbindet und so enorme Heilwirkungen erzielen kann. Die Wirksamkeit der Aurum Manus® Therapie z.B. bei Tinnitus und Migräne wurde von 1999 bis 2004 in klinischen Studien untersucht und bestätigt! In diesem Buch stellt Ricky Welch seine grundlegende Ganzkörpermassage mit Edelsteinen detailliert vor und ermöglicht so Fachleuten wie Laien, Aurum Manus® selbständig anzuwenden.

Paperback, 144 Seiten, durchgehend farbig, ISBN 3-89060-226-6

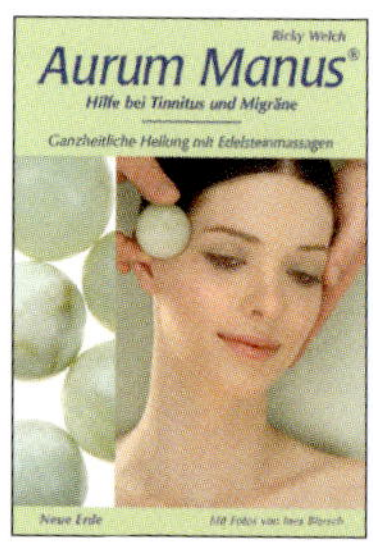

Weitere Werke bei Neue Erde

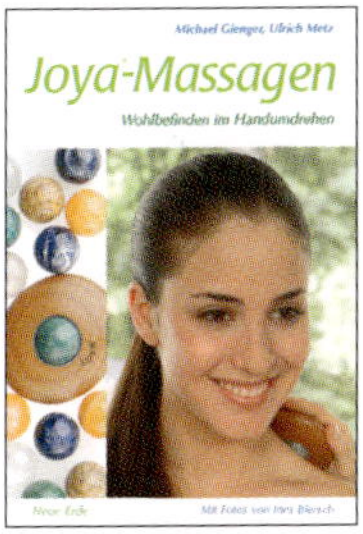

Michael Gienger, Ulrich Metz: **Die Joya® Massagen**

Der Joya® Massageroller ist ein einfaches, aber geniales Massageinstrument aus einem Holz-Handstück und einer auswechselbaren, frei beweglichen Edelsteinkugel. Edelsteinmassagen werden mit ihm mühelos - und sehr wirkungsvoll. Viele TherapeutInnen und selbst Kliniken setzen ihn inzwischen ein, aber er ist auch so leicht anzuwenden, daß ihm ein Platz in der Hausapotheke gebührt. Dieses Buch weist in die Handhabung des Joya® Massagerollers ein und zeigt verschiedene Joya® Massagen, mit denen Kopfschmerzen, Durchblutungsstörungen, Einschlafprobleme, Muskelverspannungen u.v.m. behandelt werden können. Und es gibt einen Ausblick auf etliche professionelle therapeutische Einsatzgebiete. Ein vielseitiges Handbuch und ein wunderbarer Einstieg in die Edelsteinmassagen. *Paperback, 192 Seiten, durchgehend farbig, ISBN 3-89060-242-8*

Michael Gienger

Die Steinheilkunde

Das erste Handbuch, das die Steinheilkunde als eigenständige Heilweise vorstellt und mit vier grundlegenden Prinzipien einen Schlüssel bietet, mit dem jede/r selbst die Wirkungsweise eines Steins aus dessen mineralogischen Eigenschaften ableiten kann.

420 Seiten, Paperback oder Hardcover

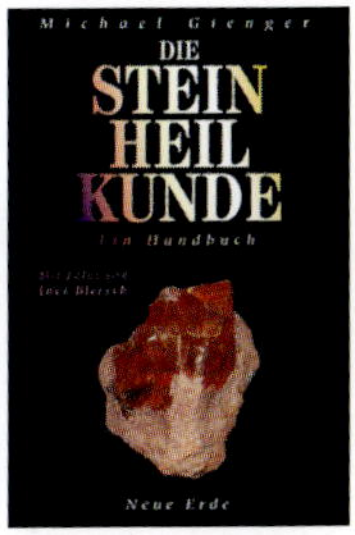

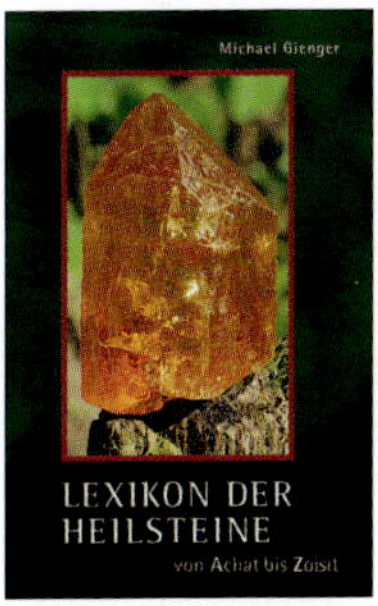

Michael Gienger

Lexikon der Heilsteine

Das nach wie vor verläßlichste Nachschlagewerk der Steinheilkunde. Mehr als 450 Gesteine, Mineralien und Varietäten werden präzise in ihren mineralogischen und heilkundlichen Eigenschaften beschrieben. Eine gut verständliche Einführung sowie ein umfangreicher Index runden das Werk ab. *576 Seiten, Hardcover*

Michael Gienger

Die Heilsteine Hausapotheke

Hier gesucht, heißt schnell gefunden! In diesem zuverlässigen, praxiserprobten Ratgeber werden über 160 Erkrankungen bzw. seelische Beschwerden besprochen sowie die Möglichkeiten und Grenzen ihrer steinheilkundlichen Therapie erläutert.

Erweiterte Neuausgabe, 320 Seiten, Paperback

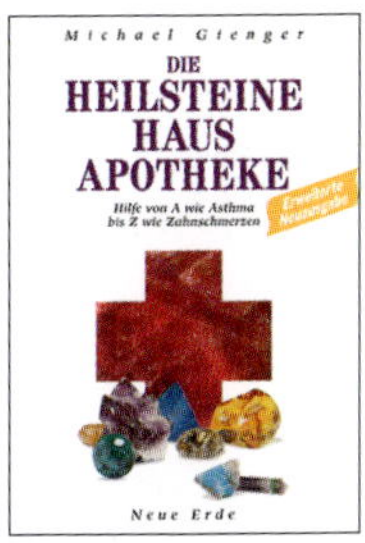

Hinweis des Verlages

Die Angaben in diesem Buch sind nach bestem Wissen und Gewissen zusammengestellt, und die beschriebenen Heilwirkungen der Steine und Elixiere wurden vielfach erprobt. Da Menschen aber unterschiedlich reagieren, können Verlag und Autor im Einzelfall keine Garantie für die Wirksamkeit oder Unbedenklichkeit der Anwendungen übernehmen. Bei ernsthaften gesundheitlichen Beschwerden wenden Sie sich bitte an Ihren Arzt oder Heilpraktiker.

2 3 4 5 6 7 8 9 10 11 12 13 14 15 12 11 10 09 08 07

Hot Stones - Massagen mit heißen Steinen
Dagmar Fleck, Liane Jochum

Edition Cairn Elen
Herausgegeben von Anja und Michael Gienger

Titelseite:
Fotos: Ines Blersch
Gestaltung: Dragon Design, GB

Fotos: Ines Blersch, Stuttgart, www.InesBlersch.de
Model: Tiana Cristina Souza de Oliveira
Assistenz: Jens Volle, Ulrike von Gemmingen
Haare/MakeUp: Petra Ucakar, Stuttgart

Satz und Grafiken: Dragon Design, GB
Gesetzt aus der Garamond Condensed

Foto Abb. Seite 45, Lavastrom auf Hawaii:
GEOPHOT, Bernhard Edmaier, Pfarrer-Schedl-Str. 9, 84539 Ampfing

Gedruckt auf Ecotecno von Cartiere Marchi Spa
Gesamtherstellung: Legoprint Lavis

Printed in Italy

ISBN 978-3-89060-244-8

NEUE ERDE GmbH
Cecilienstr. 29 · D-66111 Saarbrücken
Deutschland · Planet Erde · www.neueerde.de
